Gerhard Leibold

Schlaf-
störungen

Ursachen, Vorbeugung, ganzheitliche Therapie

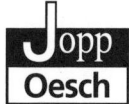

Jopp
Oesch

Die Deutsche Bibliothek – CIP-Einheitsaufnahme

Leibold, Gerhard:
Schlafstörungen : Ursachen, Vorbeugung,
ganzheitliche Therapie / Gerhard Leibold. –
Zürich : Jopp bei Oesch, 2001
ISBN 3-89698-128-5

Die Ratschläge in diesem Buch sind von Autor und Verlag sorgfältig erwogen
und geprüft; dennoch kann eine Garantie nicht übernommen werden.
Eine Haftung des Autors bzw. des Verlags und seiner Beauftragten für Personen-,
Sach- und Vermögensschäden ist ausgeschlossen.

Umschlaggestaltung: Kreativ Design Gerd Aumann, Wiesbaden
Druck und Bindung: Legoprint S.p.A., Lavis
Printed in Italy

ISBN 3-89698-128-5

Gern senden wir Ihnen unser Verlagsverzeichnis:
Oesch Verlag, Jungholzstraße 28, 8050 Zürich
E-Mail: info@oeschverlag.ch
Telefax 0041/1 305 70 66 (CH: 01/305 70 66)

Unser Buchprogramm finden Sie im Internet unter:
www.oeschverlag.ch

Inhaltsverzeichnis

V orwort

Rund 1/3 ihres Lebens, also 25 Jahre und mehr, verbringen viele Menschen im Schlaf (oder versuchen es zumindest). Für über 40 % der Bewohner der westlichen Inustrienationen bedeutet das keine angenehme Zeit: Sie finden schwer in den Schlaf, erwachen nachts oder viel zu früh am Morgen und wälzen sich dann lange mit wachsender Unruhe im Bett. Andere schlafen scheinbar ungestört durch, aber ihr Schlaf bleibt oberflächlich und wenig erholsam.

Am Morgen erwachen die Betroffenen bleiern müde und fühlen sich wie gerädert. Ihre Leistungsfähigkeit und Lebensqualität wird zunehmend eingeschränkt.

Zwar gelten Schlafstörungen grundsätzlich nicht als ernste Erkrankung, aber die durchwachten Stunden und ihre Folgen am Tag danach werden meist qualvoll erlebt. Im Lauf der Zeit kann das Schlafdefizit doch zu organischen Krankheiten vor allem am Herz-Kreislauf- und Verdauungssystem sowie zu seelisch-nervösen Symptomen führen.

Heute fällt es nicht mehr schwer, den Schlaf mit hochwirksamen chemischen Arzneimitteln zu erzwingen. Aber dieser Schlaf wird künstlich erzeugt, zum Teil behindern die Schlafmittel den wichtigen Traumschlaf. Deshalb fühlt man sich nach ungestörtem, ausreichend langem „Tablettenschlaf" auch nicht erholt, sondern oft ähnlich wie nach einer durchwachten Nacht. Zudem wirken die Schlafmittel teilweise bis in den Tag hinein und erzeugen den „Hang-over" mit Müdigkeit, Abgespanntheit und Leistungsschwäche, Zustände also, wie sie auch nach gestörtem Schlaf auftreten.

Unter diesen Aspekten sollten chemische Schlafmittel immer nur als „Nothelfer" eingesetzt werden, die vorübergehend die Symptomatik unterdrükken. Die Ursachen der Schlafstörungen können sie jedoch nicht beseitigen.

Der Preis für diese unbefriedigende Wirkung erscheint hoch, neben den möglichen erheblichen Nebenwirkungen droht beim Mißbrauch vor allem die Schlafmittel-Abhängigkeit, die sich bei manchen Schlafmitteln (besonders Barbiturate) bereits nach wenigen Tagen entwickeln kann.

Natürliche Schlafmittel wie Baldrian gelten zwar als unbedenklich, wirken aber bei schweren Schlafstörungen nicht ausreichend. Grundsätzlich sollten auch sie möglichst nicht zu lang oder gar ununterbrochen verabreicht werden. Der Schlaf als natürlicher Zustand soll ohne derartige Hilfen eintreten, aber das erfordert aktive Mitarbeit der Betroffenen. Natürlich ist dieser Weg beschwerlicher als der bequeme Griff zur Tablette, dafür werden aber die Schlafstörungen ganzheitlich beeinflußt und können ausheilen.

Quälender Schlafmangel muß also kein Schicksal sein, er läßt sich erfolgreich behandeln. Das kostet einige Mühe, unbequeme Reformen falscher Gewohnheiten und manche schlaflose Nacht. Am Ende kehrt man zum natürlichen Schlaf-Wach-Rhythmus zurück und schafft damit günstige Bedingungen für Gesundheit und Lebensqualität.

Schlaf und Traum –
ein Urbedürfnis

Alle höher entwickelten Lebewesen benötigen Schlaf. Seine Häufigkeit und Dauer steht in Beziehung mit der Entwicklung des Großhirns. Bei kleineren Vögeln zum Beispiel dauert der Schlaf immer nur kurze Zeit, während unsere nächsten Verwandten, die Menschenaffen, ebenso wie wir die ganze Nacht schlafen.

Alle höher entwikkelten Lebewesen benötigen Schlaf

Die Schlafforschung kann heute noch längst nicht alle Fragen zum Schlaf beantworten. Die wichtigsten bisherigen Erkenntnisse und Theorien stellen wir nun vor, damit Sie Ursachen und Therapie der Schlafstörungen besser verstehen.

Viele Fragen zum Schlaf sind offen

Der Schlaf-Wach-Rhythmus

Zahlreiche innere Uhren steuern die körperlichen und seelisch-geistigen Lebensfunktionen. Diese Regulation erfolgt rhythmisch mit Höhen und Tiefen. Es gibt ultrakurze Biorhythmen, die nur Sekunden dauern, und sehr lange Wellen, die sich über ein Jahr oder länger erstrecken. Viele Rhythmuskurven verlaufen aber zirkadian, also ungefähr dem 24-Stunden-Tag entsprechend.

Biorhythmen

Die Biorhythmen sind bisher erst ansatzweise erforscht. Eine wichtige Rolle scheint dabei die Zirbeldrüse mit ihrem Hormon Melatonin zu spielen, des-

Zirbeldrüse und Melatonin

*Einflüsse auf die
Biorhythmik*

sen Produktion und Ausschüttung vom Lichteinfall abhängt. Ferner gibt es viele Hinweise darauf, daß natürliche und künstliche elektrische Felder die Biorhythmik beeinflussen. Hier bleibt noch viel Grundlagenforschung zu leisten, ehe das komplexe Wirken innerer Uhren genauer verstanden und eine praktische Nutzung der Erkenntnisse zum Beispiel bei Schlafstörungen möglich wird.

Zirkadianer Rhythmus

*Entspricht dem
24-Stunden-Tag*

*Beginn der
Wachzeit...*

*...und des Schlaf-
bedürfnisses*

*Schlafphase wird im
Alter kürzer*

*In der Jugend
deutlich höheres
Schlafbedürfnis*

Den Schlaf-Wach-Rhythmus kann man unschwer bei allen Menschen beobachten. Als zirkadianer Rhythmus entspricht er normalerweise unserem 24-Stunden-Tag. Im allgemeinen setzt er sich beim Erwachsenen aus der 16–17 Stunden dauernden Wachphase und der 7- bis 8stündigen Schlafphase zusammen. Die Wachzeit beginnt durchschnittlich zwischen 5 und 7 Uhr morgens, das Schlafbedürfnis macht sich ab 21–23 Uhr bemerkbar. Davon gibt es individuelle Abweichungen, auf die wir später bei den Morgen- und Abendmenschen noch eingehen.

Mit zunehmendem Alter wird die Schlafph00ase häufig abgekürzt, teils geht sie auf nur noch 4 Stunden zurück. Das scheint nach heutigem Wissen jedoch nicht zu bedeuten, daß alte Menschen mit so wenig Schlaf auskommen, vielmehr wird ihr Schlaf häufiger vor allem durch Störungen der Hirndurchblutung behindert. Den versäumten Nachtschlaf holen viele am Tag nach, sei es nun durch längeren Mittagsschlaf oder mehrmaliges kurzes „Einnicken" im Tagesverlauf. Der Traumschlaf dauert bei alten Menschen nur 30–50 Minuten pro Nacht.

Im Gegensatz dazu besteht in jungen Jahren ein deutlich höheres Schlafbedürfnis. Der Säugling schläft 18–22 Stunden täglich, aufgeteilt in 5 Schlafphasen, die jeweils durch kurze Wachzeiten unterbrochen werden. Dabei träumt er praktisch immer, was wahrscheinlich der Hirnentwicklung dient. Ein Kleinkind im 4./5. Lebensjahr schläft 13–14 Stunden täglich, davon

2 Stunden am frühen Nachmittag. Danach nimmt der Schlafbedarf weiter ab, ein 15jähriger Jugendlicher kommt mit 9–11 Stunden aus.

Innerhalb der Schlaf- und Wachphasen gibt es untergeordnete Rhythmen. So erleben wir am Tag beispielsweise 2 Tiefpunkte mit deutlich nachlassender Leistungsfähigkeit, gewöhnlich am Vormittag und Nachmittag. Während der Schlafphase unterscheidet man leichten, mitteltiefen, tiefen und Traumschlaf.

2 Tiefpunkte mit deutlich nachlassender Leistungsfähigkeit

Der Schlaf-Wach-Rhythmus steht in enger Beziehung mit der Körpertemperatur, die allerdings von einer eigenen inneren Uhr gesteuert wird. Kurz vor dem Erwachen erhöht sich die Temperatur und nimmt kontinuierlich bis zum frühen Abend zu. Anschließend geht sie langsam zurück und erreicht am Morgen zwischen 3 und 5 Uhr den Tiefstpunkt. Diese Zeit gilt als „biologische Krisenzeit", denn es kommt gehäuft zu akuten Gesundheitsstörungen (wie Herz-Kreislauf-Beschwerden, Koliken) und Todesfällen.

Beziehung zur Körpertemperatur

Regulation des Schlaf-Wach-Rhythmus

Die Grundlagen der Schlaf-Wach-Biorhythmik sind noch nicht zufriedenstellend geklärt. Allerdings gehört dieser Rhythmus zu den genauer erforschten, weil er relativ einfach zu beobachten ist; deshalb kann er zumindest teilweise erklärt werden.

Die wichtigste Rolle spielen dabei übergeordnete Gehirnzentren. Diese „sleep centers" befinden sich in verschiedenen Regionen des Gehirns. Wahrscheinlich arbeiten sie eng mit der Hirnanhangdrüse zusammen, die als eine Art „Dirigent" die anderen Hormondrüsen beeinflußt. Es führte zu weit, dieses komplexe, ohnehin erst teilweise aufgeklärte Zusammenspiel hier ausführlicher darzustellen. Die folgende Zusammenfassung mag zum besseren Verständnis genügen.

Übergeordnete Gehirnzentren

Zusammenarbeit mit Hirnanhangdrüse

Die Großhirnrinde bedeckt beide Halbkugeln des Großhirns. Meist besteht sie aus 6 Zellschichten grauer Substanz, die Nervenzellen enthält. Durch Verbindungsfasern steht sie unter anderem mit unteren An-

Großhirnrinde

teilen des Großhirns und dem Rückenmark in Kontakt. Man unterteilt sie in zahlreiche Areale für verschiedenste Funktionen, unter anderem ein Gebiet, das als übergeordnetes Zentrum mit für den Schlaf-Wach-Rhythmus zuständig ist. Über Verbindungsfasern gelangen Reize aus dem Areal hinab zum Rückenmark und weiter zu Nerven, die in den Körper ziehen. So kann das Rindenzentrum verschiedene körperliche Zustände (wie Muskelentspannung) bewirken, die für den Schlaf typisch sind.

Mittelhirn

Unterhalb des Großhirns befindet sich das Mittelhirn, das unterschiedliche Aufgaben erfüllt. Unter anderem gibt es auch hier ein Zentrum, das beim Schlaf-Wach-Rhythmus mitwirkt. Ein anderer Teil, das Zwischenhirn, enthält Zentren für Stoffwechselvorgänge, die auch für den Anstieg und Abfall der Körpertemperatur im Verlauf des Schlaf-Wach-Rhythmus zuständig sind. Darüber hinaus befindet sich im Zwischenhirn der Thalamus, der als „Tor zum Bewußtsein" Reize aus Umwelt und Körperinnern sammelt und auf Nervenbahnen umschaltet, die zur Großhirnrinde führen. Im Schlaf wird dieses „Tor" teilweise verschlossen, um Störungen zu verhindern.

Zwischenhirn

Thalamus

Hypothalamus

Der Hypothalamus unterhalb des Thalamus enthält übergeordnete Zentren des vegetativen Nervensystems, die unter anderem mit für Schlaf-Wach-Rhythmus, Wärmeregulation, Blutdruck, Atmung und Stoffwechsel verantwortlich sind. Zum Hypothalamus gehört auch die Hypophyse (Hirnanhangdrüse), die in ständiger Wechselbeziehung mit dem Zwischenhirn steht. Die Funktionsänderungen des Zwischenhirns im Verlauf des Schlaf-Wach-Rhythmus teilen sich über die Hirnanhangdrüse allen anderen Hormondrüsen mit.

Hypophyse

Formatio reticularis

Schließlich gibt es die Formatio reticularis vom verlängerten Rückenmark zum Zwischenhirn. Sie besteht aus Nervenknoten (Ganglien) und -fasern, übermittelt der Großhirnrinde Informationen und ermöglicht die Steuerung vegetativer Funktionen sowie die Koordination von Reflexen. Auch bei der Regulation des Schlaf-Wach-Rhythmus wirkt dieses System mit.

Das komplexe Zusammenspiel von Großhirnrinde und anderen Teilen des Gehirns mit vegetativem Nervensystem und Hormondrüsen bestimmt maßgeblich den normalen Schlaf-Wach-Rhythmus und wahrscheinlich auch individuelle Abweichungen davon mit. Dazu kommen dann noch äußere Taktgeber, also der übliche 24-Stunden-Tag mit all seinen Pflichten und Aufgaben. Ob damit der Schlaf-Wach-Rhythmus bereits vollständig erklärt ist oder welche weiteren Faktoren hinzukommen, läßt sich noch nicht sicher beantworten.

Beeinflussung des normalen Schlaf-Wach-Rhythmus

Die Gehirnzentren regulieren den Schlaf-Wach-Rhythmus in enger Zusammenarbeit mit je 2 Wach- und Schlafhormonen, und zwar:

Wach- und Schlafhormone

- *Kortikosteroide* (oft vereinfachend als *Kortison* bezeichnet), eine Gruppe von Hormonen aus der Nebennierenrinde, die dazu beitragen, daß wir uns wach fühlen. Die Kortikosteroid-Ausschüttung erreicht ihren Höhepunkt morgens um die Zeit, zu der die meisten Menschen erwachen, später sinken die Werte dann kontinuierlich ab.

Kortikosteroide

- *Adrenalin* aus dem Nebennierenmark und Teilen des Sympathikus, gleichfalls ein Wachhormon; in Ruhe und im Schlaf wird nur wenig davon ausgeschüttet, beim Erwachen erhöhen sich die Adrenalinwerte. Wenn es im Tagesverlauf zu Streß kommt, schnellt der Adrenalinspiegel rasch in die Höhe, denn als „Notstandshormon" aktiviert Adrenalin alle Energien zur Streßbewältigung.

Adrenalin

- *Melatonin* aus der Zirbeldrüse gilt heute als wichtigstes Schlafhormon; es wird abhängig vom Hell-Dunkel-Rhythmus produziert, bei Lichteinfall am Tag geht die Produktion stark zurück, mit zunehmender Dunkelheit erhöht sie sich auf Maximalwerte. Auch in der kühlen Jahreszeit mit ihren trüben Tagen und langen Nächten steigt die Melatoninproduktion und kann dann wahrscheinlich zu typischen „Winterdepressionen" führen.

Melatonin

Abgesehen von der Steuerung des Schlaf-Wach-Rhythmus sagt man dem Hormon neuerdings noch viele andere Wirkungen nach, wie Aktivierung des

Immunsystems und Vorbeugung frühzeitiger Alterserscheinungen, aber das muß noch genauer erforscht werden.

Serotonin

- *Serotonin* ist kein Hormon im eigentlichen Sinn, denn es wird nicht in speziellen Drüsen gebildet, sondern entsteht aus der Aminosäure (Eiweißbaustein) Tryptophan; deshalb bezeichnet man diesen „Botenstoff" (Neurotransmitter) im Nervensystem als Gewebshormon. Seine Wirkungen sind noch nicht hinreichend geklärt, fest steht, daß der Schlaf-Wach-Rhythmus mit beeinflußt wird; zum Teil erklärt sich das sicher daraus, daß Serotonin im Körper in das Ausgangsprodukt zur Herstellung von Melatonin umgewandelt wird, darüber hinaus mag ihm noch eine eigene direkte Wirkung auf den Schlaf-Wach-Rhythmus zukommen.

Tryptophan

(Die Therapie von Schlafstörungen mit Tryptophan beweist die Bedeutung der Schlafhormone Melatonin und Serotonin, denn für beide ist ausreichende Zufuhr der Aminosäure notwendig.)

Wachstumshormone

Die Wach- und Schlafhormone stehen in enger Beziehung mit den Wachstumshormonen. Sie sind nicht allein für das Wachstum bei Kindern und Jugendlichen zuständig, sondern unabhängig vom Alter für Wachstum und Erneuerung der Zellen. Am Tag, wenn die Wachhormone überwiegen, wird die Ausschüttung der Wachstumshormone gehemmt, der „Zellverschleiß" wird nicht ausgeglichen. Nachts dagegen, wenn vermehrt Schlafhormone ausgeschüttet werden, nehmen auch die Wachstumshormone zu und gewährleisten die optimale Regeneration und Erneuerung der Zellen im Schlaf.

Nach stärkerer körperlicher Anstrengung nimmt das Schlafbedürfnis zu

Der Zusammenhang zwischen Schlaf- und Wachstumshormonen wird noch durch eine andere Beobachtung bestätigt: Nach stärkerer körperlicher Anstrengung mit erhöhtem „Zellverschleiß" nimmt das Schlafbedürfnis zu, damit die Wachstumshormone Gelegenheit finden, die beanspruchten Zellen zu regenerieren.

Die Zellerneuerung im Schlaf erklärt sich wahrscheinlich nicht allein aus den vermehrt ausgeschütteten

Wachstumshormonen, hinzu kommt wohl die im Schlaf verminderte Stoffwechselaktivität. Sie bewirkt, daß mehr Eiweiß nicht im Stoffwechsel verbraucht, sondern zur Zellerneuerung genutzt wird. Außerdem reduziert die geringere Stoffwechselaktivität den Sauerstoffverbrauch des Körpers, was die Wirksamkeit der Wachstumshormone zu verbessern scheint.

Schon der normale Schlaf-Wach-Rhythmus wirft noch viele ungeklärte Fragen auf. Noch komplizierter wird es, wenn der individuelle Rhythmus stärker von der Norm abweicht, wie es bei ausgeprägten Morgen- und Nachtmenschen der Fall ist. Dafür gibt es bisher noch keine ausreichende Erklärung.

Morgenmenschen

Morgenmenschen erreichen nach dem Erwachen bald ihre Hochform und leisten in der ersten Tageshälfte viel. Danach läßt ihr Leistungsvermögen nach, meist werden sie gegen 21 Uhr so müde, daß sie zu Bett gehen sollen. Wenn dieser Tiefpunkt zu lang überschritten wird, tritt der nächste erst zwischen 2 und 4 Uhr ein, bis dahin ist der Schlaf oft schlecht.

Nachtmenschen

Nachtmenschen dagegen kommen morgens schwer in Gang. Sie fühlen sich nach dem Aufstehen noch müde und „muffelig", erst gegen Mittag werden sie munterer. Ihr Leistungsmaximum erreichen sie gegen Abend, wenn Morgenmenschen schon müde sind. Der Versuch, bereits um 22 Uhr zu Bett zu gehen, kann bei diesem Typ zu erheblichen Schlafstörungen führen. Ausreichend „bettschwer" werden Nachtmenschen erst gegen Mitternacht.

Verschobener Gang innerer Uhren

Diese beiden extremen Abweichungen vom normalen Schlaf-Wach-Rhythmus erklärt man heute aus einem „verschobenen" Gang innerer Uhren, wobei spezifische Anlagen wahrscheinlich eine Rolle spielen. Allerdings findet man kaum einen der beiden Typen in Reinform, jeder neigt individuell unterschiedlich stark dem einen oder anderen Schlaftyp zu. Das läßt sich an einigen Merkmalen recht zuverlässig erkennen:

Selten in Reinform

Morgenmenschen erwachen oft ohne Wecker

• Morgenmenschen erwachen häufig ohne Wecker und stehen danach gleich auf. Ihr Appetit beim Frühstück ist gut, aber sie trinken häufiger Tee, weil das aus Kaffee schneller aufgenommene Koffein sie überreizen könnte.

- Nachtmenschen sind das krasse Gegenteil; wenn der Wecker sie aus dem Schlaf reißt, bleiben sie gern noch etwas im Bett liegen, schlafen sogar nochmals kurz ein. Beim Frühstück bekommen sie kaum einen Bissen hinunter, oft besteht es nur aus Kaffee, von dem mehrere Tassen getrunken werden, um wacher zu werden.

Neben diesen subjektiven Merkmalen gibt es objektive Anhaltspunkte für den Schlaftyp, und zwar das

*Verhältnis der
Herzschläge zu den
Atemzügen*

Verhältnis der Herzschläge zu den Atemzügen. Im Schlaf kommen durchschnittlich 4 Herzschläge auf 1 Atemzug. Nach dem Erwachen treten bei Morgenmenschen mehr als 4 Herzschläge pro Atemzug auf, bei Nachtmenschen dagegen weniger. Danach kann man zuverlässig beurteilen, zu welchem der beiden Typen man eher gehört.

*Dem persönlichen
Schlaftyp folgen*

Dem persönlichen Schlaftyp sollte man soweit wie möglich folgen, damit Schlafstörungen und Alltagsprobleme vermieden werden. Morgenmenschen befinden sich im Vorteil, denn ihr Schlaftyp entspricht dem

Arbeitswelt

Ablauf des Alltags (vor allem Arbeitszeiten) optimal. Immerhin bietet die heute oft mögliche gleitende Arbeitszeit auch dem Nachtmenschen die Chance, seinem individuellen Rhythmus besser zu folgen.

Privatleben

Im Privatleben sind Nachtmenschen oft besser dran, weil sie erst dann in Hochform kommen, wenn die übliche Arbeitszeit vorüber ist. Sie müssen Geselligkeit und Freizeitgestaltung nicht früh unterbrechen, sondern halten problemlos bis Mitternacht durch.

*Der Schlaftyp kann
an Bedeutung
gewinnen*

Im Lauf des Lebens kann der Schlaftyp an Bedeutung gewinnen oder verlieren, die Grundtendenz bleibt jedoch erhalten. Bei Schlafstörungen wird der Typ häufig durch die Folgen des Schlafmangels überlagert. Ein typischer Morgenmensch, der die halbe Nacht kein Auge zumachte, schläft vielleicht bis in den Vormittag hinein, wird sich aber nicht so gut erholt fühlen. Der typische Nachtmensch, der wegen Schlafstörungen zu früh zu Bett geht, um nur ja genügend Schlaf zu finden, schläft vielleicht ermüdet bald ein, aber auch er wacht morgens nicht fit und erholt auf.

Individueller Schlafbedarf

Nach heutigem Wissen scheint der Mensch innerhalb von 24 Stunden mindestens 4 Stunden Schlaf zu benötigen. Wird ihm das häufiger vorenthalten, erzwingt der Körper schließlich diese 4 Schlafstunden. Das muß nicht bedeuten, daß man mindestens 4 Stunden am Stück durchschläft, der Schlaf kann auch „zerhackt" sein, zum Beispiel aus mehreren kurzen Schlafphasen in der Nacht und am Tag bestehen. Der Sekundenschlaf am Tag, bei dem man immer wieder kurz „einnickt", ist aber nicht ungefährlich, etwa am Steuer eines Kraftfahrzeugs.

Der Mensch benötigt mindestens 4 Stunden Schlaf täglich

Vorsicht vor Sekundenschlaf

Eine neuere Theorie behauptet gar, daß mehr als 4 Stunden Schlaf „Luxus" ist, weil er zur Regeneration nicht benötigt wird. Diese Vorstellung ist aber heftig umstritten. Auch praktische Erfahrung widerlegt, daß täglich 4 Stunden Schlaf auf Dauer genügen; die meisten Menschen fühlen sich jedenfalls nicht ausreichend erholt, wenn sie nur so kurz schlafen.

Lediglich etwa 5 % der Bevölkerung genügend 4 Stunden Schlaf ständig. Dazu gehören viele bekannte Persönlichkeiten, wie Napoleon, Mao Tse-Tung, Mussolini und Margaret Thatcher. Das Universalgenie Leonardo da Vinci schlief angeblich sogar nur 90 Minuten am Tag, aufgeteilt in Schlafphasen zu je 15 Minuten. Weshalb einige Menschen tatsächlich ohne Störungen der Gesundheit und Leistungsfähigkeit mit so wenig Schlaf auskommen, läßt sich nicht zuverlässig beantworten. Das mag anlagebedingt sein, hängt aber vermutlich auch mit der Persönlichkeit zusammen.

Leonardo da Vinci schlief angeblich nur 90 Minuten am Tag

Die Bandbreite des individuellen Schlafbedarfs reicht von 5–6 Stunden bis zu 9–10 Stunden innerhalb von 24 Stunden. Die oft empfohlenen 8 Stunden Schlaf bilden also nur einen Mittelwert, der häufig unter- oder überschritten wird. Wer nicht an Schlafstörungen leidet, abends gut einschläft und morgens erholt erwacht, sollte sich um seinen individuellen Schlafbedarf keine Gedanken machen, er schläft wahrscheinlich genau richtig. Beschäftigt er sich erst einmal be-

Bandbreite des individuellen Schlafbedarfs

19

wußt mit der Frage „Wie lang soll ich täglich schlafen?", kann das bereits zu Schlafstörungen führen.

Bei Schlafstörungen den Schlafbedarf ermitteln

Bestehen häufig oder chronisch Schlafstörungen, sollte man allerdings versuchen, den persönlichen Schlafbedarf zu ermitteln. Das kann in schweren Fällen im Schlaflabor erfolgen. Oft läßt sich der Bedarf aber im Selbstversuch ermitteln; gehen Sie dabei wie folgt vor:

Selbstversuch

- Ermitteln Sie zuerst, wie lang Sie innerhalb von 24 Stunden schlafen; dazu gehören auch kurze Schlafphasen am Tag, zum Beispiel Mittagsschlaf.
- Verlängern Sie diese gewohnte Schlafdauer dann täglich um 20–30 Minuten (aber nicht länger als 9–10 Stunden), und beobachten Sie, bei welcher Schlafdauer Sie besser schlafen und erholter erwachen.
- Wenn die verlängerte Schlafzeit keine positiven Veränderungen bewirkt, können sich Schlafstörungen auch aus zu langem Schlaf erklären; verkürzen Sie dann die tägliche Schlafdauer täglich um 20–30 Minuten (aber nie unter 6 Stunden), und beobachten Sie, ob sich der Schlaf bessert und Sie erholter aufwachen.

Falls diese Versuche zu keinem Ergebnis führen, stehen die Schlafstörungen sehr wahrscheinlich in keiner Beziehung zur Schlafdauer.

Grundformen des Schlafs

Tief- und Traumschlaf

Die Schlafforschung wies 2 Grundformen des Schlafs nach: Tiefschlaf und Traumschlaf. Manche Menschen wenden dagegen ein, daß sie nie träumen, aber sie erinnern sich lediglich nicht daran. Die beiden Schlafformen zeichnen sich durch charakteristische Zustände

Unterschiedliche Funktionen

aus und erfüllen unterschiedliche Funktionen, die noch nicht alle genau geklärt sind. Letztlich dienen aber beide der Erholung und Regeneration von Körper, Geist und Seelenleben.

Non-REM-Tiefschlaf

Diese Schlafform scheint in erster Linie der körperlichen Erholung zu dienen. Die Bezeichnung *Non-REM-Schlaf* erklärt sich daraus, daß im Tiefschlaf keine schnellen Augenbewegungen *(rapid eye movements,* kurz REM) auftreten, die nur für den Traumschlaf charakteristisch sind. Mehrmals pro Nacht gleiten wir schrittweise in den Tiefschlaf, der allerdings nicht mit Bewußtlosigkeit verwechselt werden darf, denn der Kontakt zur Umwelt bleibt erhalten. Allerdings werden die Reize aus der Umgebung unbewußt gefiltert. Unwillkürlich unterteilt man sie in gewohnte, unwichtige und wichtige Reizqualitäten. Während gewohnte und unwichtige keinerlei Veränderungen des Tiefschlafs bewirken, lösen wichtige Reizqualitäten Reaktionen aus, führen unter Umständen sogar zum Erwachen. Typisch dafür ist die junge Mutter, die zum Beispiel den Lärm einer nahen Bahnlinie als gewohnten Reiz im Tiefschlaf nicht mehr wahrnimmt, aber sofort erwacht, wenn das Kind im Nebenzimmer leise weint. Das Abgleiten in den Tiefschlaf erkennt man bei der Aufzeichnung der Hirnstromwellen (EEG). Im mittleren Schlafstadium treten im EEG kurze, flache *Betawellen* mit 4–5 Hz auf, mit zunehmender Schlaftiefe kommt es zu den typischen *Deltawellen* mit 1–3 Hz. Der Traumschlaf dagegen wird durch unregelmäßige schnelle EEG-Wellen gekennzeichnet. Die verschiedenen Schlafphasen bestimmen die „Architektur" des Schlafs.

Dient der körperlichen Erholung

Rapid eye movements

Mehrmals pro Nacht Tiefschlaf

Reizqualitäten

Betawellen

Deltawellen

Alphawellen

Betawellen

Zwischenwellen

Deltawellen

1 Sek.

21

REM-Traumschlaf

Zentrum im unteren Hirnstamm

Mehrmals pro Nacht wird der Tiefschlaf schrittweise flacher und geht in den Traumschlaf über. Für dessen Regulierung ist ein kleines Zentrum im unteren Hirnstamm zuständig. Im EEG erkennt man unregelmäßige schnelle Wellen, die auf gesteigerte Aktivität des Gehirns hinweisen.

Bewegung der Augen bei geschlossenen Lidern nach allen Seiten

Gleichzeitig bewegen sich die Augen hinter den geschlossenen Lidern rasch nach allen Seiten (englisch: *rapid eye movements,* kurz REM), ein typisches Merkmal des Traumschlafs. Ob diese Augenbewegungen mit Trauminhalten in Beziehung stehen, kann noch nicht zuverlässig beantwortet werden.

Etwa 20 % des gesamten Schlafs

Der REM-Schlaf macht rund 20 % des gesamten Schlafs aus, bei Kindern mehr, im Alter weniger. Er dient vermutlich hauptsächlich der seelisch-geistigen Erholung und allgemeinen tiefen Entspannung.

Selbst wenn man in der Nacht ausreichend tief und ungestört schläft, erholt man sich nicht genügend, wenn die Träume gestört werden. Solche Behinderungen des REM-Schlafs treten zum Beispiel bei längerem Schlafentzug, Alkoholkonsum oder Einnahme bestimmter Schlafmittel (Barbiturate) auf.

Behinderungen des REM-Schlafs

Wahnzustände

Schon nach wenigen Nächten Traumschlafentzug kann es im Wachzustand zu Wahnzuständen kommen, weil versäumte Träume ins Tagesbewußtsein durchbrechen.

Hohe Aktivität im REM-Schlaf

Im REM-Schlaf sind wir recht aktiv, erkennbar vor allem an höherem Sauerstoffverbrauch, Herz- und Atembeschleunigung sowie Veränderungen der Nieren- und Hormondrüsenfunktionen. Die Muskulatur dagegen entspannt sich maximal; deshalb fühlt man sich beim Erwachen aus dem Traumschlaf zuerst oft wie gelähmt, die Kontrolle über die Muskulatur kehrt erst zurück, wenn man völlig aufgewacht ist.

Träume

Träume spielen eine maßgebliche Rolle für die Psychohygiene. Viele Träume befassen sich zum Beispiel mit „Tagesresten", also Erlebnissen des vorangegangenen Tags, die noch nicht verarbeitet wurden. Im Traum können sie vollständig überwunden werden und stören dann das psychische Befinden nicht mehr. In anderen Träumen werden verborgene Wünsche erfüllt, Ängste abreagiert oder Konflikte und Probleme bearbeitet.

Die Psychoanalyse nach *Sigmund Freud* (1856–1939) geht davon aus, daß in Trauminhalten symbolisch verschlüsselt Ängste, Konflikte, Frustrationen, Bedürfnisse und Wünsche zum Ausdruck kommen, die aus dem Bewußtsein verdrängt wurden und deshalb das Seelenleben belasten. Durch Deutung der Traumsymbole werden sie wieder bewußt und lassen sich nachträglich verarbeiten, danach können sie psychische Vorgänge nicht mehr stören.

Psychoanalyse nach Freud

Aber längst nicht jeder Traum ist „bedeutungsschwanger". Nicht selten werden Träume durch Sinnesreize ausgelöst, z. B. akustische Reize, unbequeme Lage im Bett oder Empfindungen aus dem Körper, die Trauminhalte beeinflussen.

Träume werden durch Sinnesreize ausgelöst

Manchmal gelingt im REM-Schlaf sogar die Lösung von Fragen und Aufgaben. So soll zum Beispiel der Chemiker *August Kekulé von Stradonitz* (1829–1896) eine wichtige chemische Struktur, den Benzolring, im Traum entdeckt haben. Solche Träume erklären sich daraus, daß man wichtige Fragen und Probleme im Schlaf nicht einfach vergißt, sondern weiter daran arbeitet. Allerdings bleiben solche Erkenntnisse die Ausnahme, mit vielen „Traumlösungen" kann man im Alltag nichts bewirken.

August Kekulé

Verstand, Logik, Moral und Hemmungen sind im Traum ebenso wie die Zeitachse aufgehoben. Deshalb können Trauminhalte auftauchen, die sinnlos erscheinen, zeitlich nicht zusammengehören oder nicht mit der Moral übereinstimmen. Das Erinnerungsvermögen wird im Traum oft enorm gesteigert, selbst längst vergessen geglaubte Erfahrungen können wieder auftauchen, vielleicht phantasievoll kombiniert mit aktuellen Ereignissen. Auch dem erfahrenen Therapeuten gelingt es nicht immer, auf Anhieb den verschlüsselten Sinn zu enträtseln. Es führte zu weit, hier noch weiter auf Traumdeutung und Psychoanalyse einzugehen.

Verstand, Moral und Hemmungen sind im Traum aufgehoben

Steigerung des Erinnerungsvermögens

„Architektur" des Schlafs

Schlafzyklus

Einleitungsphase

Dösen am Tag

*Oberflächlicher
Kurzschlaf*

*Phase 2: Non-REM-
Schlaf*

*Hypnagogisches
Aufschrecken*

Der symbolisch als „Architektur" bezeichnete Aufbau des Schlafs wird von den verschiedenen Schlafphasen bestimmt. Alle zusammen ergeben den „Schlafzyklus", der bei Erwachsenen 90–120 Minuten dauern kann. Im Lauf der Nacht werden die Tiefschlafphasen in diesem Zyklus kürzer, die REM-Phasen länger.

Der Schlaf beginnt mit der Einleitungsphase (Phase 1), in der man sich müde fühlt und die Umwelt nur noch eingeschränkt („wie durch Watte") wahrnimmt. Man versteht diesen Zustand am besten als „Dösen", das auf den eigentlichen Schlaf vorbereitet. Die 1. Phase muß aber nicht zwangsläufig in den Non-REM-Schlaf übergehen, man kann daraus auch wieder erwachen (besonders bei Einschlafstörungen).

Kurz bevor man völlig in den Schlaf gleitet, schreckt man dann aus dem Dösen auf und wird wieder völlig wach. Wiederholt sich das mehrmals, erlebt man es als quälend.

Unabhängig vom Schlaf döst man gelegentlich auch am Tag. Das soll aber nicht in den Tiefschlaf überleiten, man blendet einfach vorübergehend die Umwelt aus, um sich zu entspannen. Dieser oberflächliche Kurzschlaf am Tag regeneriert meist besser als der längere „richtige" Schlaf (zum Beispiel der 1- bis 2stündige Mittagsschlaf). Wer eine Entspannungstechnik gut genug beherrscht, kann den Kurzschlaf am Tag gewollt in Minutenschnelle herbeiführen und sich dabei besonders gut erholen.

Die Einleitungsphase dauert unterschiedlich lang, irgendwann geht sie in Phase 2 des Non-REM-Schlafs über. Das erfolgt meist unvermittelt, man „taucht" einfach in den leichten Schlaf ab. Diese Umschaltung kann vom *hypnagogischen Aufschrecken* begleitet werden; dabei geht eine Art „Ruck" durch den ganzen Körper. Diese Reaktion, bei der man nochmals kurz erwacht, ist normal, kommt aber nicht häufig vor. Man darf ihr keine besondere Bedeutung beimessen, sonst kann es zu Einschlafstörungen kommen. In Phase 2 bleibt der Schlaf noch oberflächlich, man erwacht leicht daraus.

Oberflächlicher Schlaf

Menschen mit Schlafstörungen gelangen während der Nacht oft nicht weit über diesen wenig erholsamen leichten Schlaf hinaus. Selbst wenn sie nicht daraus erwachen, fühlen sie sich am Morgen wenig erholt. Der oberflächliche Schlaf kann aber auch ein- bis mehrmals pro Nacht unterbrochen werden.

Sobald die 2. Phase durchlaufen wurde, stellt sich Phase 3 mit mitteltiefem Schlaf ein. Er kann nicht mehr so leicht gestört werden und erholt schon recht gut. Das Bewußtsein wird so weit gegen äußere Reize und Empfindungen aus dem Körper abgeschirmt, daß man nur noch durch recht massive Reize aufwacht.

Phase 3 mit mitteltiefem Schlaf

Wenn die Phase 3 nicht gestört wird, gelangt man in die 4. Phase, den tiefen Non-REM-Schlaf. Herz- und Atemfunktionen werden nun langsamer und regelmäßiger, die Muskulatur entspannt sich, die meisten Körperfunktionen laufen auf „Sparflamme". Im EEG tauchen die typischen langsamen Deltawellen mit einer Frequenz von 1–3 Hz auf. Die Umweltreize sind weitgehend ausgeblendet, es bedarf schon starker Reize, um Phase 4 zu unterbrechen.

Phase 4: tiefer Non-REM-Schlaf

Deltawellen

In diesem tiefen Schlaf regeneriert sich der Körper am besten, jetzt werden die meisten Wachstumshormone zur Zellerneuerung ausgeschüttet. Die seelisch-geistigen Funktionen sind deutlich eingeschränkt, eine bewußte Erinnerung an den Tiefschlaf gibt es nach dem Erwachen nicht. Man weiß eben, daß man während der nicht bewußten Zeit tief geschlafen hat.

Beste Regeneration des Körpers

Die „Architektur" des Non-REM-Schlafs besteht normalerweise aus folgenden Zyklen:

Normale Zyklen

- Nach dem Schlafengehen gleitet man schrittweise über die Phasen 1–4 in den Tiefschlaf, aus dem man umgekehrt über den mitteltiefen Schlaf in den Leichtschlaf zurückkkehrt; ingesamt dauert das 1½ –2 Stunden, danach beginnt die erste kurze REM-Phase.
- Anschließend kehrt man über leichten und mittel-

tiefen Schlaf in den Tiefschlaf zurück, aus dem man in umgekehrter Reihenfolge wieder in den Leichtschlaf gelangt; das dauert wiederum 1½–2 Stunden, gefolgt von einer etwas längeren REM-Phase.

- Über leichten und mitteltiefen Schlaf sinkt man erneut in den Tiefschlaf und kehrt umgekehrt zum Leichtschlaf zurück; jetzt dauert der Non-REM-Zyklus nur noch etwa 1 Stunde, dann folgt eine längere REM-Phase.

- Der obige Non-REM-Zyklus wiederholt sich nochmals, die REM-Phase danach dauert wesentlich länger.

- Die letzte Tiefschlafphase ist deutlich kürzer als zuvor, ihr folgt die letzte Traumschlafphase, die normalerweise mit dem Erwachen endet.

Individuelle Veränderung

Die obige „Architektur" des Schlafs kann sich individuell verändern, das hängt unter anderem von der Schlafdauer ab. Bei Kurzschläfern kann es zum Beispiel nur 4 Non-REM-Zyklen geben, bei Langschläfern dauern die Tiefschlaf- und zum Teil auch die REM-Phasen länger.

Wechsel zwischen Non-REM- und REM-Phasen

Zur „Architektur" des Schlafs gehört der Wechsel zwischen Non-REM- und REM-Schlafphasen. Das gilt auch für jene Menschen, die nicht zu träumen glauben. Untersucht man sie im Schlaflabor, stellt man bei ihnen ebenfalls REM-Phasen fest, nur erinnern sie sich nach dem Erwachen nicht an ihre Träume.

Träume

Die meisten Menschen behalten aber zumindest gelegentlich den einen oder anderen Traum im Gedächtnis, besonders „gute" Träumer können fast jeden Morgen einen oder mehrere Träume beschreiben. Am besten gelingt übrigens die Erinnerung an die Träume der letzten Phase, da man aus ihr normalerweise erwacht.

Die Natur gestaltete die „Architektur" des Schlafs offenbar so, daß in den ersten Stunden vor allem das Minimum von 4 Stunden Tiefschlaf erreicht wird.

Dauer der Schlafphasen

Deshalb dauern die ersten beiden Non-REM-Phasen jeweils 1½–2 Stunden. Der Traumschlaf nach der 1. Phase nimmt rund 10 Minuten in Anspruch, der nach der 2. Phase etwa 20 Minuten.

Sobald das Tiefschlaf-Minimum erfüllt ist, verkürzen sich die Non-REM-Phasen, die REM-Zeit verlängert sich. Nach dem 3. Tiefschlafzyklus dauert der REM-Schlaf bereits 30 Minuten, nach dem 4. Zyklus etwa 40 Minuten. Die letzte REM-Phase ist unterschiedlich lang, abhängig von Schlafdauer und Zeitpunkt des Erwachens; sie kann zwischen 10 und 70 Minuten liegen.

Wenn man nach dem Erwachen nochmals kurz einschlummert, tauchen auch wieder Träume auf. Nicht selten kommt es vor, daß ein durch das Erwachen unterbrochener Traum beim erneuten Einschlummern sinnvoll fortgesetzt wird. Das Unbewußte läßt sich also durch das Erwachen nicht davon abhalten, seine Arbeit mit psychischen Inhalten fortzusetzen. Gelegentlich knüpft man sogar an nächtliche Träume an, wenn man sich am Tag zum kurzen Schlaf niederlegt.

Kurzes Einschlummern nach dem Erwachen

Traum wird fortgesetzt

Der gestörte Schlaf –
Formen, Ursachen und Folgen

Subjektiv unterschiedliches Erleben

Schlafstörungen werden subjektiv sehr unterschiedlich erlebt. Der eine reagiert gelassen, wartet geduldig, bis der Schlaf sich wieder einstellt, nimmt vielleicht ein Buch zur Hand, schaltet Fernsehgerät oder Radio ein. Andere werden schon nach wenigen Minuten unruhig, wälzen sich im Bett herum, wollen unbedingt wieder einschlafen; das wirkt ungünstig, die Wachzeit wird dadurch oft erheblich verlängert.

Schlaflose Zeit wird häufig übertrieben

Subjektiv wird die schlaflose Zeit häufig stark übertrieben. Viele Menschen mit Schlafstörungen geben zum Beispiel an, daß sie „stundenlang wach im Bett liegen" oder „nachts fast kein Auge zutun". Objektiv trifft das meist nie zu, aber die Zeit, in der man unruhig wachliegt, scheint sich endlos zu dehnen.

Insomnie

Echte *Insomnie,* bei der man innerhalb von 24 Stunden tatsächlich fast kein Auge zutut, besteht sehr selten, meist bei Erkrankung oder Verletzung der Hirnareale, die für die Umschaltung von Wachen auf Schlafen zuständig sind. Normalerweise wird das Schlafminimum von etwa 4 Stunden bei häufigen oder chronischen Schlafstörungen immer erzwungen.

Das Schlafminimum wird immer erzwungen

Formen der Schlafstörungen

Obwohl gestörter Schlaf individuell unterschiedlich

erfahren wird, kennt man objektiv einige typische Formen. Praktisch immer lassen sich Schlafstörungen einem dieser Typen zuordnen, zum Teil überschneiden sie sich auch (wie kombinierte Einschlaf-/ Durchschlafstörungen). Meist werden die Störungen des Non-REM-Schlafs von behindertem Traumschlaf begleitet.

Bei *Einschlafstörungen* gelingt es nach dem Zubettgehen nicht, bald in den Schlaf zu finden. Teils gelangt man zwar recht schnell in Phase 1, schreckt aber beim Übergang in Phase 2 auf und ist wieder hellwach. Wenn sich das mehrmals wiederholt, kann es zur Hauptursache chronischer Einschlafstörungen werden.

Einschlafstörungen

Allerdings gibt es keine „Norm" dafür, wie schnell man nach dem Zubettgehen einschlafen soll. Manche legen sich zu Bett und schlafen fast unmittelbar danach ein. Andere liegen noch einige Zeit wach, lassen vielleicht den Tag im Geist Revue passieren oder denken über den neuen Tag nach. Viele widmen sich der Lektüre, hören noch etwas Musik oder sehen fern (letzteres fördert zwar oft das Einschlafen, empfiehlt sich aber nur bedingt, da das Fernsehgerät im Schlafzimmer „Elektrosmog" erzeugt).

Es gibt keine Norm für die Zeit des Einschlafens

Gestörtes Einschlafen erklärt sich häufig aus dem Unvermögen, nach dem Zubettgehen abzuschalten, sich zu entspannen, Sorgen, Probleme, Konflikte und Enttäuschungen des vorangegangenen Tags (oder weiter zurückliegend) auszublenden. Das kann man aber wieder erlernen, wenn man eine Entspannungstechnik (wie autogenes Training) einübt. Wer das gut beherrscht, schaltet praktisch in Minutenschnelle von Anspannung auf Entspannung und Schlaf um.

Ursachen für gestörtes Einschlafen

Oft wird das Einschlafen durch falsche Lebensgewohnheiten behindert. Dazu gehören vor allem zu späte, schwere Mahlzeiten, Koffeinkonsum am Abend, aufregende Lektüre im Bett oder spannende Filme im Fernsehen. Schließlich können Einschlafstörungen durch organische Ursachen entstehen, wie Schmerzen, Fieber, Gehirnerschütterung, Blutarmut, Stoffwechselstörungen, Mißbrauch anregender Drogen und Vergiftungen.

Falsche Lebensgewohnheiten

Organische Ursachen

Durchschlaf-
störungen

Bei *Durchschlafstörungen* mag das Einschlafen gut gelingen (es können zusätzlich aber auch Einschlaf-störungen bestehen), in der Nacht erwacht man jedoch ein- bis mehrmals. Oft kommt es zwischen 1 und 3 Uhr erstmals dazu, im Einzelfall aber auch früher oder später. Manche finden danach überhaupt keinen Schlaf mehr, andere schlafen nach einiger Zeit wieder ein, können aber bald darauf schon wieder aufschrecken. Am Morgen erwacht man müde und abgespannt aus bleiernem Schlaf.

Nächtliches Erwachen wird „dramatisch", wenn man befürchtet, nicht mehr einschlafen zu können. Nimmt man es dagegen gelassen hin, beherrscht vielleicht auch eine rasch wirksame Entspannungstechnik, findet man meist schnell in den Schlaf zurück.

Ursachen

Häufig entstehen Durchschlafstörungen bei hoher innerer Anspannung, etwa durch ungelöst verdrängte Konflikte, Probleme und Sorgen. Besonders oft kommen sie auch bei Depressionen vor; rund 70 % der depressiven Zustände gehen mit Schlafstörungen einher.

Depressionen

Als körperliche Ursachen kommen die bei Einschlafstörungen genannten Krankheiten in Frage, bei älteren Menschen außerdem oft arteriosklerotisch bedingte Durchblutungsstörungen des Gehirns.

Schlafapnoe

Schließlich ist noch an Schlafapnoe (s. S. 54) zu denken, die Nacht für Nacht in kurzen Abständen zum Atemstillstand führt, aus dem man erwacht.

Verminderte
Schlaftiefe

Verminderte Schlaftiefe besteht dann, wenn man im Schlaf selten oder nie die Non-REM-Phase 4 erreicht. Aus diesem oberflächlichen Schlaf erwacht man zu wenig erholt. Natürlich kann er auch durch äußere oder aus dem Körper stammende Reize leicht unterbrochen werden. Dann wacht man ein- oder mehrmals pro Nacht auf und findet nur schwer wieder in den Schlaf; es besteht also eine kombinierte Schlafstörung mit gestörtem Durchschlafen und oberflächlichem Schlaf.

Allerdings leidet nicht jeder, der morgens müde erwacht, an verminderter Schlaftiefe. Man muß in solchen Fällen auch überlegen, ob man insgesamt zu kurz schläft oder als Nachtmensch morgens gegen die innere Uhr zu früh aufstehen muß. Erst wenn solche Ursachen auszuschließen sind, kann von verringerter Schlaftiefe ausgegangen werden.

Häufig wird sie durch dauernde Überforderung und/oder äußere Reize (wie Lärm) verursacht. Zum Teil spielt noch Bewegungsmangel eine Rolle, weil man dann körperlich nicht müde genug für tiefen Schlaf wird. *Ursachen*

Als körperliche Ursachen kommen wieder Schmerzen, Fieber, Störungen der Hirndurchblutung, Zuckerkrankheit und andere Stoffwechselleiden, Blutarmut, Störungen der Schilddrüse, gelegentlich auch Geschwülste in Betracht.

Traumschlafstörungen gehen fast immer mit Störungen des Non-REM-Schlafs einher. Wenn man zu spät einschläft, nachts zu oberflächlich schläft oder erwacht und/oder morgens zu früh aufwacht, gerät die „Architektur" des Schlafs derart aus dem Lot, daß die Traumphasen ebenfalls gestört werden. In der Regel träumt man dann zu wenig. Besonders gravierend wirkt sich das bei älteren Menschen aus, die ohnehin schon kürzer träumen und häufig insgesamt weniger als jüngere schlafen. *Traumschlaf-störungen*

Oft wird der Traumschlaf auch durch Arzneimittel und/oder Alkohol behindert. Wer an Schlafstörungen leidet und deshalb zu Schlafmitteln greift, muß darauf achten, daß diese nicht die REM-Phasen behindern. Bei Heilpflanzen und Homöopathie besteht diese Gefahr nicht, auch Tranquilizer aus der Gruppe der Benzodiazepine stören den Traumschlaf nicht. Unterdrückt wird er hauptsächlich durch barbiturathaltige Schlafmittel. *Behinderung durch Arzneimittel und Alkohol*

Barbiturate

Die gleichen Störungen des Traumschlafs treten nach Alkoholkonsum ein. Durch 1 Glas Wein oder Bier am Abend kommt es noch nicht zum bedenklichen REM-Schlafdefizit. Wer aber abends regelmäßig reichlicher Alkohol konsumiert (oft aus Angst vor Schlafstörungen), womöglich gar zusammen mit Schlafmitteln, muß über kurz oder lang unweigerlich mit erheblichem Traumschlafmangel rechnen.

Träume können nachgeholt werden

Wie wichtig die Träume sind, erkennt man unter anderem daran, daß sie teilweise nachgeholt werden, sobald die Ursachen der REM-Schlafstörung nicht mehr bestehen. Der verringerte Traumschlaf führt dazu, daß man sich beim Erwachen nicht ausreichend erholt fühlt, selbst wenn man die ganze Nacht durchschlief. Leistungsfähigkeit, Stimmung und Allgemeinbefinden sind erheblich beeinträchtigt. Dauert der Traumschlafentzug längere Zeit, können die Träume am Tag ins Bewußtsein durchbrechen, man träumt dann für kurze Zeit mit offenen Augen. Das kann besonders im Straßenverkehr und beim Bedienen von Maschinen sehr gefährlich werden. Schlimmstenfalls treten sogar wahnartige Zustände ein, die klinische Therapie erfordern können.

Mit offenen Augen träumen

Hauptursachen des gestörten Schlafs

Im Vordergrund stehen ungünstige Lebensumstände und Verhaltensfehler

Im Vordergrund der Ursachen von Schlafstörungen stehen heute oft ungünstige Lebensumstände und Verhaltensfehler, nicht selten auch Störungen im Schlafraum und schlecht ausgestattete Betten. Ferner kann behinderter Schlaf als Symptom verschiedener körperlicher und seelisch-nervöser Erkrankungen auftreten. Es fällt oft nicht leicht, diese Ursachen genau zu diagnostizieren. Der Selbsthilfe sind dabei enge Grenzen gesetzt, wenn nicht offensichtlich Ursachen vorliegen, die man selbst verändern muß. Insbesondere beim Verdacht auf eine körperliche oder seelisch-nervöse Krankheit darf fachliche Untersuchung nicht unnötig verzögert werden.

Ungünstige Lebensumstände

Die heutigen Lebensbedingungen gehören mit zu den häufigsten Ursachen des gestörten Schlafs. Es ist hier unmöglich, alle diese Faktoren anzuführen; sie ergeben sich aus den individuellen Lebensumständen und sind dementsprechend sehr zahlreich. Wir konzentrieren uns hier auf Streß, Hektik und Reizüberflutung des modernen Alltags sowie die Folgen der Schicht- und Nachtarbeit.

Streß, Hektik und Reizüberflutung

Die Bezeichnung Streß bedeutet wertneutral einfach Beanspruchung und Belastung im privaten und beruflichen Lebensbereich. Allerdings ist der Begriff heute stark negativ besetzt, umgangssprachlich verwendet man ihn fast nur noch im Sinne von schädlicher Überforderung. Das trifft aber nur für zu hohen und chronischen Streß zu, der die individuelle Grenze der Belastbarkeit (Streßtoleranz) überschreitet. Der normale Streß gefährdet die Gesundheit nicht, sondern trägt zur Bewältigung von Aufgaben und Problemen des Alltags bei, beflügelt sogar zu ungeahnten Höchstleistungen. Wie wichtig ein gesundes Maß an Streß ist, erkennt man an der Tatsache, daß ein nahezu streßfreies Leben selbst zum hohen Streß wird. Streß geht immer einher mit vermehrter Ausschüttung von Adrenalin aus dem Nebennierenmark. Damit versetzt sich der Körper in einen Alarmzustand und verändert verschiedene Funktionen, unter anderem Blutdruck, Blutgerinnung, Herz-, Atemfrequenz und Pupillenweite. Deshalb bezeichnet man Adrenalin auch als „Notstandshormon". Aber auch die Kortikosteroide aus der Nebennierenrinde werden bei Streß vermehrt ausgeschüttet.

Adrenalin und Kortikosteroide gehören zu den „Wachhormonen". Wenn der Streß zu hoch ist und/oder nicht bald bewältigt wird, bestehen beim Zubettgehen noch hohe Werte dieser Hormone, die eine vermehrte Ausschüttung von Melatonin, Serotonin und Wachstumshormonen behindern. Das stört den Schlaf und die Regeneration durch Zellerneuerung.

Da wir dem Streß nicht entgehen können, müssen die Streßreaktionen indirekt kontrolliert werden. Das gelingt durch eine Entspannungstechnik wie autogenes

Bedeutung von Streß

Der normale Streß gefährdet die Gesundheit nicht

Vermehrte Ausschüttung von Adrenalin

Kortikosteroide

Wachhormone

Die Streßreaktionen müssen kontrolliert werden

Unnötiger Streß muß vermieden werden

Training. Ferner gilt es, unnötigen Streß zu vermeiden und durch gesundheitsbewußte Lebensführung die persönliche Streßtoleranz zu erhöhen. Unter diesen Voraussetzungen kann der unvermeidliche Streß zum wahren „Lebenselixier" werden, das alle Fähigkeiten, Kreativität und Phantasie für ein erfüllteres Leben fordert und fördert.

Heute versuchen viele Menschen, immer mehr Spaß und Abenteuer zu erleben. Hinter diesem Bedürfnis nach (oft extremen) Erfahrungen steht letztlich die

Frage nach dem Sinn des Lebens

Hektik

Frage nach dem Sinn des Lebens, die viele nicht mehr befriedigend beantworten können. Das hinterläßt innere Leere und ein Wertevakuum, vor dem man in die Hektik flüchtet.

Reizüberflutung in der Informations- und Kommunikationsgesellschaft

Hinzu kommt die Reizüberflutung in der Informations- und Kommunikationsgesellschaft. Die Vielzahl von Informationen und anderen äußeren Reizen, die ständig auf uns einströmen, kann niemand mehr bewältigen. Häufig sind diese Informationen auch noch negativ, man denke an Katastrophen, die uns die Medien heute aus dem hintersten Winkel der Erde drastisch ins heimische Wohnzimmer liefern. Dieser Flut fühlen wir uns hilflos ausgeliefert. Ganz entziehen kann man sich ihr aber auch nicht, sonst gerät man im Konkurrenzkampf hoffnungslos ins Hintertreffen.

Hektik und Reizüberflutung bedeuten hohen Streß

Hektik und Reizüberflutung bedeuten hohen Streß. Die normalen hormonellen Funktionen und das eng damit zusammenarbeitende vegetative Nervensystem werden nachhaltig gestört. Als typische Folgen treten allgemeine Nervosität, Gereiztheit und Unruhe auf, die auch den Schlaf behindern. Zum Teil erklärt sich das wieder aus der streßbedingt vermehrten Ausschüttung von „Wachhormonen".

Typische Folgen

Vegetatives Nervensystem

Das am Tag chronisch überreizte vegetative Nervensystem kann natürlich beim Zubettgehen nicht einfach auf Ruhe und Erholung umschalten. Die vegetative Harmonie wird erheblich gestört, der aktivierende Sympathikusanteil herrscht auch in der Nacht vor und behindert Ein-, Durchschlafen und ausreichende Schlaftiefe.

Niemand kann dem heute völlig entgehen. Willkürlich lassen sich die Nerven- und Hormondrüsenfunktionen zwar nicht beeinflussen, indirekt gelingt das aber durchaus, wenn man regelmäßig eine Entspannungstechnik übt. Überdies gilt natürlich auch hier wieder, daß man sich der Hektik und Reizüberflutung bis zu einem gewissen Grad entziehen kann, indem man filtert, was persönlich wichtig und unwichtig erscheint.

Regelmäßige Entspannung

Schicht- und Nachtarbeit

Zu den schwerwiegenden Ursachen von Schlafstörungen gehören Nacht- und Schichtarbeit. Die Nachtarbeit steht in krassem Widerspruch zum biologischen Schlaf-Wach-Rhythmus, darauf stellt man sich nie völlig um. Der Schlaf am Tag kann nicht so gut wie rhythmusgerechter Nachtschlaf erholen und regenerieren. Außerdem wird er leichter durch äußere Reize gestört, weil die Mitwelt am Tag ihr normales Leben führt und nicht immer genügend Rücksicht nehmen kann.

Nachtarbeit steht im Widerspruch zum biologischen Schlaf-Wach-Rhythmus

Schlafstörungen gehören zu den häufigsten Folgen der Nachtarbeit. Oft findet man nach der Arbeit nicht gleich in den Schlaf, weil der Biorhythmus um diese Zeit auf Tagesaktivität eingestellt ist. Deshalb nehmen Nachtarbeiter häufig Schlafmittel ein, um das Einschlafen zu erzwingen. Der Schlaf am Tag bleibt oberflächlicher, viele wachen ein- bis mehrmals auf und finden dann schwer in den Schlaf zurück. Nicht zuletzt wird auch der Traumschlaf am Tag behindert. Bei Nachtarbeitern können also alle Formen der Schlafstörungen gemeinsam auftreten.

Schlafstörungen sind Folge der Nachtarbeit

Als Folgen beobachtet man meist chronische Leistungseinbußen, Konzentrationsstörungen, Nervosität, Gereiztheit, depressive Verstimmungen, unter Umständen gar allmähliche Veränderungen der Persönlichkeit. Ferner besteht erhöhte Anfälligkeit für Krankheiten, bevorzugt am Herz-Kreislauf- und Verdauungssystem, die Lebenserwartung scheint verringert. Wie gravierend die Folgen ausfallen, hängt natürlich mit davon ab, ob nur gelegentlich oder ständig nachts

Folgen der Schlafstörungen

Schichtarbeit

Schichtzeit kann erheblich variieren

Problem der Wechselschicht

Morgen- und Nachtmenschen

gearbeitet wird. Besonders gefährdet sind jene, die lange Zeit regelmäßig nachts arbeiten müssen. Schichtarbeit muß differenzierter als reine Nachtarbeit beurteilt werden. Das richtet sich vor allem nach der Schichtzeit, die erheblich variieren kann. Viele Schichtarbeiter sind in „Wechselschicht" tätig, arbeiten also zum Beispiel jeweils 1 Woche von 6 bis 14 Uhr, 14–22 Uhr und 22–6 Uhr. Den Arbeitszeiten ab 6 bis 22 Uhr kann sich der Schlaf-Wach-Rhythmus relativ gut anpassen, sie fallen in die Zeit der Tagesaktivität. Für die Schicht von 22 bis 6 Uhr gilt, was oben zur Nachtarbeit gesagt wurde.

Das Problem der „Wechselschicht" besteht auch noch darin, daß der Biorhythmus sich immer wieder in zu kurzen Abständen auf andere Arbeits-, Erholungs- und Schlafzeiten einstellen muß. Daraus können alle Formen der Schlafstörungen, vegetative Disharmonie und erhöhte Anfälligkeit für viele Krankheiten resultieren. Wer dagegen immer nur in der Früh- oder Tagschicht arbeitet, verkraftet das im allgemeinen ohne ernstere Probleme (für Nachtschicht gilt das aber nicht).

Solche regelmäßigen Arbeitszeiten in der Frühe oder bis zum späten Abend können sogar von Vorteil sein: Für einen Morgenmenschen erscheint die Frühschicht ideal, für den Nachtmenschen die Tagschicht bis gegen 22 Uhr. In solchen Fällen stimmt die Arbeitszeit ungefähr mit der persönlichen Leistungskurve überein. Riskant wird es jedoch, wenn der Nachtmensch in der Frühschicht, der Morgenmensch in der Tagschicht arbeiten muß; dann drohen ähnliche Störungen wie bei reiner Nachtarbeit.

Fehler des Verhaltens

Forscht man nach den Hintergründen von Schlafstörungen, stellt man häufig Verhaltensfehler der Betroffenen fest, hauptsächlich falsche Ernährung, Bewegungsmangel und Abweichung vom persönlichen Schlaf-Wach-Rhythmus. Solche Ursachen lassen sich einfach ausschalten, indem man das falsche Verhalten korrigiert. Das geht aber nicht „auf Rezept", dazu muß jeder selbst beitragen.

Falsche Ernährung

Über die Fehler der üblichen Zivilisationskost ließen sich Bände füllen. Hier interessieren lediglich die Ernährungsfehler, die mit zu Schlafstörungen beitragen. Ein Kardinalfehler besteht darin, das Abendessen zu spät (nach 19 Uhr), womöglich auch noch zu reichlich und schwer einzunehmen. Das widerspricht der „inneren Uhr", die abends und nachts für die Verdauungsorgane eine Ruhepause vorsieht. Einschlaf-, Durchschlafstörungen und verminderte Schlaftiefe können als Folgen eintreten.

Abendessen nicht nach 19 Uhr

Während diese Zusammenhänge weithin bekannt sind (aber zu wenig beachtet werden), wissen viele Menschen nicht, daß auch die Zusammensetzung des Abendessens zu Schlafstörungen beitragen kann. Das erklärt sich aus der Bedeutung der Aminosäure *Tryptophan* für die Produktion der körpereigenen „Schlafhormone" Melatonin und Serotonin. Darüber berichten wir später bei den schlaffördernden Nahrungsmitteln noch ausführlich.

Zusammensetzung des Abendessens

Tryptophan

Abgesehen davon gilt für das Abendessen, daß es keine koffeinhaltigen Getränke (Kaffee, Schwarztee, Cola) zuführen darf. Das anregende Koffein kann den Schlaf bis zu 8 Stunden lang beeinträchtigen, insbesondere zu Einschlafstörungen führen. Praktisch bedeutet das, wenn man gegen 22 Uhr zu Bett gehen will, darf man ab 14 Uhr kein Getränk mit Koffein mehr zu sich nehmen.

Keine koffeinhaltige Getränke

Es gibt allerdings Menschen, deren Schlaf durch Koffein nicht gestört, zum Teil sogar gefördert wird. Diese paradoxe Reaktion beobachtet man bevorzugt bei Durchblutungsstörungen und niedrigem Blutdruck. Das Gehirn wird dann durch Koffein besser durchblutet, Schlafstörungen durch Blut-Sauerstoffmangel werden vermieden. Jeder muß selbst ausprobieren, wie er abends auf Koffein reagiert.

Paradoxe Reaktion

Auch *Kakao* und *Schokolade* enthalten Koffein und

Kakao und Schokolade

können den Schlaf stören, wenn sie zu spät verzehrt werden. Andererseits befinden sich darin aber Wirkstoffe, die gezielt die Neurotransmitter beeinflussen und so den Schlaf begünstigen. Überdies kann der Zuckergehalt die Aufnahme und Verwertung von Tryptophan verbessern. Auch hier gilt, daß sich die Wirkung nie sicher voraussagen läßt und von Tag zu Tag anders ausfallen kann. Der Verzicht auf diese kalorienreichen Genußmittel erscheint also grundsätzlich besser.

Alkohol

Alkohol gehört heute für viele Menschen zum Leben. Man trinkt in geselliger Runde, zur Entspannung nach Feierabend und bei vielen anderen Gelegenheiten. Vor dem Schlafengehen gibt es oft noch einen „Absacker", um die nötige „Bettschwere" zu bekommen. Nicht selten wird Alkohol regelmäßig als Schlafmittel ge- und mißbraucht, ohne das man überhaupt nicht mehr einschlafen kann. Dazu ist Alkohol jedoch denkbar ungeeignet. Zwar wird man entspannt und müde dadurch, schaltet leichter ab und schläft besser ein, aber die „Architektur" des Schlafs wird erheblich gestört. Nach anfänglicher Beruhigung kann es im Lauf der Nacht zu Durchschlafstörungen und/oder oberflächlichem Schlaf kommen. Der REM-Schlaf wird deutlich beeinträchtigt, aber sobald die Alkoholwirkung nachläßt, können sich die Traumschlafphasen abnorm verlängern; nicht selten sind die Träume angstbeladen und unterbrechen sogar den Schlaf.

Nicht als Schlafmittel verwenden

Durchschlafstörungen

Wirkung läßt nach

Darüber hinaus darf man nicht vergessen, daß die einschlaffördernde Wirkung des Alkohols im Lauf der Zeit nachläßt. Dann besteht die Gefahr, aus Angst vor Schlafstörungen die Alkoholmenge allmählich zu erhöhen. Nicht selten entwickelt sich daraus die krankhafte Alkoholabhängigkeit. Besonders verheerend wirkt es sich auf die Gesundheit aus, wenn Alkohol gemeinsam mit Schlafmitteln verabreicht wird; das Suchtrisiko und die Gefahr von Nebenwirkungen steigen dann deutlich an. Wer auf mäßigen Alkoholkonsum am Abend nicht verzichten will, sollte ihn früh genug trinken, damit die Wirkung bis zum Schlafengehen schon wieder weitgehend abgeklungen ist.

Nicht zusammen mit Schlafmitteln einnehmen

Nach praktischer Erfahrung sind Menschen, die Alkohol als Schlafhilfe mißbrauchen und in Gewöhnung oder Abhängigkeit davon gerieten, auch stärker gefährdet, von Arzneimitteln abhängig zu werden. Sie müssen den Arzt, der ein chemisches Schlafmittel verordnen will, unbedingt auf ihre Alkoholprobleme hinweisen, selbst wenn sie keinen Tropfen mehr trinken. Erst nach dieser Information kann der Therapeut beurteilen, ob ein Schlafmittel gefahrlos eingenommen werden darf.

Gefahr von Arzneimittelabhängigkeit

Mangel an Bewegung

Eine wichtige Voraussetzung für guten Schlaf bildet ausreichende körperliche Ermüdung. Daran mangelt es heute bei vielen Menschen. Am Arbeitsplatz wird man überwiegend körperlich zu wenig gefordert, die meisten Berufe ermüden in erster Linie seelisch-geistig. Ein Ausgleich müßte deshalb in der Freizeit durch körperliche Aktivität geschaffen werden, aber damit sieht es in den westlichen Industrienationen schlecht aus.

Voraussetzung für guten Schlaf

Ungenügende körperliche Belastung und höherer, teils überfordernder seelisch-geistiger Streß bewirken, daß die körperliche Ermüdung nicht mehr mit der seelisch-geistigen übereinstimmt. Die einseitige psychische und geistige Beanspruchung erzeugt zwar Müdigkeit, die jedoch nicht dem Zustand des Körpers entspricht. Schlafen kann man vielleicht trotzdem, weil sich die seelisch-geistige Ermüdung durchsetzt, aber dieser Schlaf bleibt oberflächlicher und erholt weniger gut. Arzneimittel können dagegen nichts ausrichten, sie ermüden auf biochemischem Weg nur seelisch-geistig. Körperliche Müdigkeit tritt nur ein, wenn der Körper aktiv beansprucht wird.

Körperliche Ermüdung stimmt nicht mit seelisch-geistiger überein

Im Idealfall wird das Bewegungsprogramm zum Hobby, das man nicht allein zur Gesundheitsvorsorge und Vermeidung von Schlafstörungen absolviert, sondern weil es Spaß macht.

Idealfall

Abweichung vom individuellen Rhythmus

Kein starrer Ablauf

Unsere Biorhythmen laufen nicht starr ab, innerhalb bestimmter Grenzen können sie sich den Bedürfnissen anpassen. Abweichungen vom individuellen Schlaf-Wach-Rhythmus bis zu 2 Stunden werden im allgemeinen gut verkraftet. Auf längere Abweichungen hingegen kann sich der Rhythmus nicht vollständig umstellen, als Folgen drohen dann unter anderem Schlafstörungen.

Berufliche Zwänge

Oft gelingt es allerdings nicht, genau den persönlichen Biorhythmen zu folgen. Vor allem berufliche Zwänge stehen dem häufig entgegen. So wird ein Nachtmensch beispielsweise oft genötigt sein, zu einer für ihn noch „nachtschlafenen" Zeit aufzustehen und mit der Arbeit zu beginnen, obwohl seine Leistungsfähigkeit einige Stunden später deutlich höher läge. Noch schlimmer trifft es Nacht- und Schichtarbeiter (s. S. 35), die häufig massiv gegen ihre „inneren Uhren" leben und arbeiten müssen.

Genügend Freiräume

Den äußeren Zwängen kann man sich schwerlich entziehen, meist muß man sich so gut wie möglich anpassen. Durch regelmäßige Entspannungsübungen und eine insgesamt gesunde Lebensweise können die schwerwiegendsten Folgen des Lebens gegen die Biorhythmen zumindest gemildert werden. Das Privatleben sollte jedenfalls genügend Freiräume belassen, um den „inneren Uhren" zu folgen.

Schlafzimmer und Bett

Erheblichen Einfluß auf den Schlaf

Die Qualität des Schlafzimmers und die Ausstattung des Betts nehmen erheblichen Einfluß auf den Schlaf. Nicht selten verschwinden selbst langjährige Schlafstörungen, wenn das Schlafzimmer und/oder Bett verändert wird. Dazu müssen die schlafbehindernden Ursachen aber zunächst erkannt werden.

Ungünstiger Schlafraum

Als Schlafzimmer eignet sich nur der ruhigste Raum der Wohnung. Wenn der Schlafraum zum Beispiel an eine stark befahrene Straße angrenzt, sind Schlafstörungen praktisch vorprogrammiert. Derartige Fehlplanungen müssen natürlich schleunigst korrigiert werden. Selbst wenn der Straßenlärm den Schlaf nicht unterbricht, wird Phase 4 des Tiefschlafs kaum erreicht, man erholt und regeneriert sich nicht ausreichend.

Ruhigster Raum der Wohnung

Wenn das Schlafzimmer nicht auf eine ruhigere Seite der Wohnung verlegt werden kann, sollte man zumindest spezielle Schallschutzfenster einbauen, die den Lärm von außen gut abhalten. Vor Luftverschmutzung schützen sie freilich nicht, überdies wirken sie nur dann, wenn sie geschlossen bleiben. Man kann also nicht bei gekipptem Fenster schlafen, um genügend Sauerstoff zu erhalten.

Schallschutzfenster

Der Einrichtung und Farbgestaltung im Schlafzimmer wird häufig wenig Beachtung geschenkt, ausgehend von der irrigen Meinung, daß man sie im Schlaf ohnehin nicht wahrnimmt. Dabei spielen die letzten Eindrücke, die man vom Zimmer mit in den Schlaf nimmt, eine nicht zu unterschätzende Rolle für die Schlafqualität. Schlafstörend können zum Beispiel zu dunkle Möbel im Schlafzimmer wirken, die man als „bedrückend" erlebt. Eine gewisse „Unruhe" kann im Raum entstehen, wenn Teppichboden, Gardinen, Bettbezüge und Raumfarben nicht gut aufeinander abgestimmt sind.

Einrichtung und Farbgestaltung

Zu dunkle Möbel sind störend

Natürlich folgt man bei der Farbgestaltung dem persönlichen Geschmack, aber grundsätzlich gilt, daß Rot meist zu stark anregt und Grün oft als zu „kalt" empfunden wird. Als ideal gilt Blau, das entspannend und beruhigend wirkt. Noch mehr begünstigt Violett den Schlaf, aber das entspricht nicht jedermanns Vorstellungen. Eine Farbe sollte im Raum vorherrschen, zu bunte Muster eignen sich nicht.

Blau und Violett sind ideal

Schlafstörungen können auch mit ungünstiger Beleuchtung in Beziehung stehen, insbesondere mit zu

Ungünstige Beleuchtung

Gedämpfte Lichtquellen

hellem Licht. Besser sorgt man durch gedämpfte Lichtquellen für „Inseln" im Raum, die vor dem Einschlafen angenehmer empfunden werden. Wer beim nächtlichen Erwachen oft die Orientierung verliert, sollte keine Lampe die ganze Nacht über brennen lassen, denn sie stört den Schlaf häufig. Besser eignet sich dann ein schwaches Glimmlicht, das einfach in die Steckdose gesteckt wird, nicht stört, aber beim Erwachen als Fixpunkt die Orientierung erleichtert.

Rolläden oder Jalousien

Viele Menschen schlafen schlechter, wenn keine Rolläden oder Jalousien geschlossen werden können. Falls ein solcher Schutz (der auch Lärm und Kälte dämmt) nicht angebracht werden kann, sollten zumindest weitgehend lichtdichte Vorhänge zugezogen werden. Wer aber nach praktischer Erfahrung besser schläft, wenn die Fenster nicht abgedunkelt werden, folgt natürlich diesem individuellen Bedürfnis.

14–16 °C sind Idealtemperatur im Schlafzimmer

Schließlich spielt die Beheizung des Raums eine Rolle für die Schlafqualität. Die Idealtemperatur im Schlafzimmer liegt bei 14–16 °C, außer natürlich im Sommer bei höheren Außentemperaturen. Für Rheumatiker können bis 20 °C angezeigt sein, damit sich ihre Beschwerden nicht verschlimmern. Höhere Temperaturen behindern den Schlaf meist erheblich.

Meist keine Heizung notwendig

In den meisten Monaten des Jahres benötigt man im Schlafzimmer keine Heizung. Nur bei stärkerer, vielleicht länger anhaltender Kälte wird es notwendig, im Schlafraum die Heizung in Betrieb zu nehmen. Gänzlich ungeeignet sind Einzelöfen im Schlafzimmer; sie entnehmen der Luft Sauerstoff, unter Umständen droht erheblicher Sauerstoffmangel (vor allem bei nicht geöffnetem Fenster). Außerdem besteht die Gefahr, daß Rauchgase in den Schlafraum austreten, die man im Schlaf nicht bemerkt; eine Vergiftung damit kann tödlich enden.

Einzelöfen sind ungeeignet

Zentralheizung mit Radiatoren

Nachteil

Nur die Zentralheizung mit Radiatoren im Schlafzimmer beugt Sauerstoffmangel und Rauchgasvergiftung sicher vor. Der Nachteil besteht in der oft zu trockenen Raumluft und auf den Heizkörpern „röstendem" Staub, der die Atemwege reizt. Durch häufigere Reinigung der Radiatoren und Betrieb von Luftbefeuchtern läßt sich das aber teilweise ausgleichen. Umstritten sind Elektroheizungen, denn sie erhöhen den Elektrosmog, der den Schlaf behindern kann. Wenn es sich um ältere Nachtspeicherheizungen (etwa vor 1978/79) handelt, können sie außerdem krebserregendes Asbest enthalten.

Elektroheizungen sind umstritten

Elektrosmog

Schließlich gibt es elektrisch betriebene Klimageräte, die auf eine Temperatur eingestellt werden und den Raum nach Bedarf kühlen oder heizen, im Idealfall auch gleich die Luft optimal anfeuchten. Sie erscheinen bequem und gut wirksam, aber mit ihren hohen Anschlußwerten erzeugen sie recht hohen Elektrosmog, ganz abgesehen von der häufigen Lärmentwicklung. Daher können solche Geräte den Schlaf erheblich stören.

Klimageräte

Hoher Elektrosmog

Die im Einzelfall optimale Lösung findet man oft nur gemeinsam mit dem Baubiologen (Adressen im Telefonbuch oder bei der Verbraucherberatung). Man kann sich aber auch einfach mit den Radiatoren einer Zentralheizung abfinden. Wenn sie regelmäßig entstaubt werden, verträgt man diese Art der gelegentlichen Beheizung des Schlafraums recht gut.

Rat durch den Baubiologen

Schlecht ausgestattetes Bett

Noch mehr als ein ungünstiger Schlafraum kann das Bett selbst zu Schlafstörungen führen. Das beginnt mit chemischen Ausgasungen aus neuen Betten, die zum Teil neurotoxisch, also giftig auf das Nervensystem wirken und deshalb den Schlaf oft erheblich stören. Dem beugt man mit einem Bettgestell aus unbehandeltem Massivholz am besten vor.

Neurotoxische Ausgasungen aus dem Bett

Die früher üblichen Feder- und Metallroste empfehlen sich aus heutiger Sicht nicht mehr. Sie stützen den Körper nicht so gut ab, erzeugen oft störende Geräusche, das Metall selbst scheint (vermutlich durch Störung natürlicher elektrische Felder) ebenfalls ungünstig auf den Schlaf zu wirken.

Feder- und Metallroste sind ungeeignet

Die lange gebräuchlichen dreiteiligen Matratzen waren zwar handlicher, aber sie stützen den Körper auch nicht optimal; außerdem dringt durch die Ritzen zwi-

Matratzen

Einteilige Matratzen

schen den 3 Teilen Kälte und Zugluft nach oben. Deshalb begünstigen sie rheumatische Schmerzen, die den Schlaf stören. Heute verwendet man nur noch einteilige Matratzen. Fehlt darunter ein „Matratzenschoner" (Unterbett aus Filz), kann aber doch Kälte von unten aufsteigen.

Matratzenmaterial

Über das Material der Matratze wird viel diskutiert. Ein ausreichend harter Kern aus Schaumstoff, mit Roßhaar und/oder Schurwolle bezogen, steht heute an Qualität und Lebensdauer der klassischen Federkernmatratze nicht nach. Manche Menschen lehnen Schaumstoff im Bett zwar ab, nachteilige Folgen wurden aber nie sicher nachgewiesen. Federkernmatratzen gelten oft noch als höherwertig, aber von ihnen befürchtet man, daß die Metallfedern die natürlichen elektrischen Felder stören und daher zu Schlafstörungen führen können; zuverlässig bewiesen wurde aber auch das nie.

Schaumstoff

Federkernmatratzen

Wer meint, auf einer Federkernmatratze schlechter zu schlafen, kann sie gegen eine mit Schaumstoffkern austauschen oder als Alternative eine „Biomatratze" (sie enthält zum Beispiel Dinkel als Füllung) verwenden. Wahrscheinlich kommt es aber weniger auf das Material der Matratze an, sondern in erster Linie auf die anatomisch richtige Abstützung der verschiedenen Körperpartien.

Biomatratze

Kopfkissen

Auch ein falsches Kopfkissen kann durch Verkrampfung der Schulter-Nacken-Muskulatur zu Durchblutungsstörungen im Gehirn mit Schlafstörungen führen. Auf dem üblichen quadratischen oder rechteckigen Kopfkissen ruhen Kopf und Nacken nicht optimal. Anatomisch besser gestaltet ist ein rechteckiges Kissen mit festem Schaumstoffkern, in dem sich Aussparungen zur Lagerung von Kopf und Nacken befinden. Wer an Schlafstörungen leidet, insbesondere nachts und morgens mit Kopfschmerzen erwacht, sollte ein solches Spezialkissen ausprobieren, der Schlaf kann sich dann oft erstaunlich schnell bessern.

Oberbetten behindern den Schlaf

Die früher üblichen schweren Oberbetten behinderten den Schlaf allein schon durch ihr Gewicht oft erheblich, außerdem wurde es darunter häufig zu warm.

Das zeitgemäße Oberbett besteht aus einer leichten Decke mit Dauen- oder Hohlfaserfüllung, die ebenso gut wie die großen Federbetten isoliert. Wichtig ist, daß das Füllmaterial durch Nähte in Quadrate, Rechtecke oder Karos unterteilt wird, damit es sich nicht in einem Teil des Oberbetts ansammelt; sonst friert man unter den anderen Teilen, die zu wenig Füllung enthalten.

Leichte Decke mit Unterteilungen

Bleibt schließlich noch die Bettwäsche, aus der schlafstörende Giftstoffe ausgasen können, wenn sie chemisch vorbehandelt wurde. Sie muß aus unbehandeltem Material bestehen. In der wärmeren Jahreszeit bevorzugt man Leinen oder Seide, bei kühleren Temperaturen die wärmere Biber-Bettwäsche.

Bettwäsche

Anregende Farben (wie Rot) und „unruhige" Muster eignen sich nicht bei der Bettwäsche. Sie können den Schlaf durchaus behindern, wenn das Licht gelöscht ist, denn die Energie der Farben scheint den Körper auch in der Dunkelheit zu beeinflussen. Allerdings wurde diese direkte Wirkung noch nicht restlos geklärt.

Farben und Muster

Elektroklima – Erdstrahlen

Das Elektroklima im Schlafzimmer wird vor allem von Ionen, elektrischen Gleich- und Wechselfeldern bestimmt. Es kann über Biorhythmen, vegetatives Nervensystem und Hormondrüsen auch den Schlaf beeinflussen.

Elektroklima

Ionen nennt man elektrisch geladene Teilchen in der Luft. Je höher der Ionengehalt, desto besser wird die elektrische Leitfähigkeit der Luft, zugleich erhöht sich aber auch ihr Staub- und Mikrobengehalt. Als günstig gilt eine Schönwetterlage mit einem starken elektrischen Gleichfeld, das die Ionenzahl verringert. Über dem Meer und auf Bergen enthält 1 cm^3 Luft nur etwa 1000 Ionen, in Tallagen und Städten bis 40.000. In Wohnräumen mißt man sogar bis zu 400.000 Ionen, insbesondere bei elektrostatisch hoch aufladbaren Einrichtungsgegenständen mit Kunststoffoberflächen. Der zu hohe Ionengehalt führt unter anderem zu un-

Ionen

Gleichfelder

Beeinträchtigung der Gesundheit

Wechselfelder

Elektrische Installationen und Geräte

Wenig Elektrogeräte im Schlafzimmer

Erdstrahlen

Geopathogene Faktoren

Feldlinien

Wasserläufe

ruhigem, oberflächlichem, oft unterbrochenem Schlaf. Gleichfelder entstehen durch das Spannungsgefälle zwischen Erdoberfläche und Ionosphäre in etwa 80 km Höhe über der Erde. In Bodennähe erzeugen die Ionen außerdem ein weiteres Gleichfeld. Ein zu schwaches elektrisches Gleichfeld kann die Gesundheit erheblich beeinträchtigen, unter anderem das Immunsystem schwächen und das vegetative Nervensystem stören. Auch der Schlaf wird oft behindert, während man bei einem starken Schönwetter-Gleichfeld meist deutlich besser schläft.

Wechselfelder kommen natürlich vor allem bei Gewitter, Föhn und Durchzug von Kalt- oder Warmfronten vor. Heute überwiegen meist künstliche Wechselfelder, die von elektrischen Installationen und Geräten abstrahlen; ihnen sind wir unabhängig vom Wetter ständig ausgesetzt. Aus ihren Wirkungen auf Nervensystem und Psyche erklären sich unter anderem die häufigen Schlafstörungen bei den oben genannten Wetterlagen.

Zu chronisch behindertem Schlaf können die von Installationen und Geräten ausgehenden Wechselfelder führen; Schlafzimmer sollten deshalb möglichst wenig Elektrogeräte enthalten, die Installationen besonders abgeschirmt und freigeschaltet werden.

Während die Einflüsse des Elektroklimas auf Körper, Geist und Seelenleben heute teilweise schon anerkannt werden, verweist man Erdstrahlen offiziell in den Bereich des Aberglaubens. Die Bezeichnung *Erdstrahlen* trifft nicht ganz zu, sie erfaßt nicht alle Phänomene. Besser spricht man von *geopathogenen Faktoren*, die aus dem unterirdischen Bereich an die Erdoberfläche und bis in die Räume gelangen. Hauptsächlich gehören dazu:

- Natürliche elektromagnetische Feldlinien, die im Abstand von 2–2,5 m die Erde in Nord-Süd-Hauptrichtung überziehen und elektromagnetische Felder abstrahlen.
- Wasserläufe in unterschiedlicher Tiefe, die vor allem Infrarot-, UKW- und Gammastrahlung bündeln und konzentriert zur Erdoberfläche abstrah-

len; unter anderem verändert sich dadurch das natürliche Magnetfeld und die elektrische Leitfähigkeit von Boden und bodennaher Luft.

- Geologische Brüche und Verwerfungen in der Erdkruste, die vor allem die Gammastrahlung erhöhen. *Brüche und Verwerfungen*

- Vagabundierende Ströme, die hauptsächlich von Elektroinstallationen in den Boden gelangen und natürliche elektromagnetische Felder stören. *Vagabundierende Ströme*

Alle diese Phänomene wirken nicht von vornherein gesundheitsschädlich, riskant sind lediglich die geopathogenen Reizzonen. Sie entstehen vorwiegend dort, wo sich Feldlinien, Wasseradern, Brüche und Verwerfungen kreuzen. *Geopathogene Reizzonen*

Es gibt bisher nur wenige seriöse Untersuchungen über die Auswirkungen dieser Reizzonen auf die Gesundheit. Einige Forscher gelangten unabhängig voneinander zu der Überzeugung, daß Krebskrankheiten praktisch immer nur auftreten, wenn man zuvor jahrelang über starken Wasseradern schlief. Außerdem werden noch viele andere Folgen genannt, zum Beispiel Kopfschmerzen, Migräne, rheumatische Krankheiten sowie Störungen seelisch-nervöser Funktionen mit Nervosität, Schlafstörungen, Depressionen und Angstzuständen. *Wenig seriöse Untersuchungen* *Krebskrankheit* *Weitere Folgen*

Vermutlich wirken geopathogene Reize nicht als eigentliche Ursachen der Schlafstörungen. Sie scheinen aber maßgeblich dazu beizutragen, daß andere Krankheitsfaktoren den Schlaf behindern können. Aber das alles konnte bislang nicht sicher bewiesen werden, weil die offizielle Wissenschaft derartige Phänomene ignoriert.

Das spricht natürlich nicht dagegen, bei Schlafstörungen (oder anderen der oben genannten Krankheiten) versuchsweise das Bett an eine andere Stelle im Schlafzimmer zu rücken. Unter Umständen hilft das verblüffend gut und schnell. Tritt keine Wirkung ein, kann man die Räume von einem seriösen Baubiologen untersuchen lassen, um die Anordnung der Möbel gezielt zu verändern. *Ein Versuch schadet nicht*

Schlafstörungen auf Reisen

Veränderung des Tagesablaufs

Jede Reise unterbricht unsere Gewohnheiten und verändert den Tagesablauf. Man muß sich auf fremde Umgebung, unbekannte Menschen und ungewohntes Essen einstellen, viele neue Eindrücke und Erfahrungen verarbeiten. Auch an das fremde Schlafzimmer und das Bett muß man sich gewöhnen, oft kommen nachts auch noch unbekannte Geräusche hinzu.

Der Schlaf ist einige Tage beeinträchtigt

Das alles kann den Schlaf einige Tage lang (durchschnittlich 2–5) beeinträchtigen. Nach der Rückkehr von der Reise findet man zwar wieder die gewohnten Verhältnisse vor, aber auch daran muß man sich wieder gewöhnen (insbesondere nach längerer Abwesenheit).

Mehrere Zeitzonen Unterschied

Durchquert man bei einer Reise mehrere Zeitzonen, stimmen die „inneren Uhren" mit den äußeren Zeitgebern nicht mehr überein. So kann es zum Beispiel vorkommen, daß man um 14 Uhr das Flugzeug besteigt und nach mehrstündigem Flug um die gleiche Zeit am Zielort ankommt. Während dort das Leben in vollem Gange ist, stellt der eigene Biorhythmus bereits auf Erholung und Schlaf um. Die Folgen solcher

Jetlag

„Zeitsprünge" bezeichnet man als *Jetlag*. Viele Körperfunktionen werden dadurch nachhaltig gestört, vor allem natürlich der Schlaf-Wach-Rhythmus, aber auch Hormonaktivitäten, Immunsystem, vegetatives Nervensystem, Appetit und Leistungskurve.

Die Biorhythmen sind zwar in der Lage, sich den neuen

Reisen von West nach Ost...

Verhältnissen anzupassen, aber das dauert einige Zeit. Reist man von West nach Ost, verliert man einige StundenTageslicht, die Biorhythmen stellen sich langsamer um (das kann bis zu 1 Woche dauern). Beim

... und von Ost nach West

Flug von Ost nach West hingegen gewinnt man einige Stunden Tageslicht, die „inneren Uhren" stellen sich rascher (meist schon nach 2 Tagen) um. Die Ursachen dieser Unterschiede kennt man noch nicht genau. Vermutlich spielt die Zirbeldrüse beim Jetlag eine zentrale Rolle. Ihr Hormon Melatonin, als Arzneimittel verabreicht, kann jedenfalls die Folgen der „Zeitsprünge" deutlich mildern und abkürzen, die Biorhythmen stellen sich schneller um.

Besonders deutlich stört der Jetlag den Schlaf-Wach-Rhythmus. Solange er noch der heimischen Zeit folgt, wird man am Zielort vielleicht schon müde, während die Einheimischen noch mitten in ihrer Tagesaktivität stehen, oder man fühlt sich zur ortsüblichen Schlafenszeit hellwach. Schlafstörungen werden dadurch geradezu vorprogrammiert. Trotzdem kann man nicht gegen die äußeren Zeitgeber den eigenen Rhythmus beibehalten. *Störung des Schlaf-Wach-Rhythmus*

Am besten und schnellsten stellt man sich um, wenn man gleich nach der Ankunft der neuen Zeit folgt. Wer zu einer Zeit ankommt, in der sein Biorhythmus auf Erholung und Schlaf umstellt, sollte sich nicht für mehrere Stunden zu Bett legen, sondern möglichst sofort am Leben teilnehmen. Gelangt man hellwach am Zielort an, wo vielleicht schon alle schlafen, wartet man nicht, bis der Schlaf sich biorhythmusgerecht einstellt, sondern legt sich ebenfalls ins Bett. Zwar kann es dann zu Einschlafstörungen kommen, aber mit Hilfe einer gut beherrschten Entspannungstechnik und/oder Melatonin läßt sich das meist vermeiden. *Nach der Ankunft der neuen Zeit folgen*

Darüber hinaus wird empfohlen, die Reise gut ausgeschlafen anzutreten, das erleichtert die Umstellung auf die neue Zeit. Während der Anpassung sollte man etwas kürzer als üblich schlafen, das begünstigt das Ein- und Durchschlafen zur ungewohnten Ortszeit ebenfalls. Alkohol eignet sich keinesfalls gegen den Jetlag, er behindert eher die Anpassung. *Gut ausgeschlafen die Reise beginnen*

Körperliche Krankheiten

Zum Teil erklären sich Schlafstörungen aus körperlichen Erkrankungen. Am häufigsten behindern wohl Schmerzen und Fieber den Schlaf, aber auch Herz-Kreislauf- und Atemstörungen kommen recht oft vor. Bei älteren Menschen ist an hirnorganische Veränderungen zu denken. Solche Krankheiten müssen keine deutlichen Symptome verursachen, sondern können latent bestehen. Dann bemerkt man kaum etwas davon, bringt sie nicht in Beziehung mit dem behinder- *Schmerzen und Fieber am häufigsten*

Gründliche Untersuchung

ten Schlaf. Deshalb empfiehlt sich bei unklaren Schlafstörungen auch dann eine gründliche Untersuchung, wenn keine nennenswerten körperlichen Symptome bestehen.

Schmerzen und Fieber

Ab und zu erleben wir alle Kopf-, Zahn- und Rheumaschmerzen, die den Schlaf behindern. Die Folgen richten sich vor allem danach, wie stark diese Schmerzen auftreten und wie empfindlich man individuell darauf reagiert. Es gibt Menschen, die selbst schwerste Schmerzen erstaunlich gut ertragen, während andere schon unter mäßigem Schmerz erheblich leiden.

Leichte Schmerzen

Leichte Schmerzen stören vor allem das Einschlafen. Wenn man endlich in den Schlaf gesunken ist, bleibt er oft oberflächlich, unter Umständen wird er ein- bis mehrmals in der Nacht unterbrochen. Vielleicht erwacht man am Morgen auch zu früh, weil die Wirkung der Schmerzmittel nachläßt.

Starke Schmerzen

Starke bis stärkste Schmerzzustände behindern das Einschlafen erheblich, oft tut man vor Schmerz kein Auge zu. Schläft man schließlich erschöpft doch ein, bleibt der Schlaf meist oberflächlich und unruhig, wird mehrmals unterbrochen und endet morgens viel zu früh.

Fachliche Therapie

Stärkere Schmerzen erfordern immer fachliche Therapie. Sobald die Ursachen diagnostiziert sind, verliert der Schmerz seine lebenswichtige Funktion als Warnzeichen, man muß dann nicht länger unnötig leiden. Bei richtig verordneter Schmerztherapie muß der Schlaf nicht nennenswert behindert werden. Da viele Schmerzmittel aber nur etwa 4 Stunden optimal wirken, kann der Schmerz mitten in der Nacht und am frühen Morgen wieder durchbrechen, man benötigt dann erneut eine Dosis des Medikaments. Stärkere Analgetika wirken übrigens oft auch ermüdend, die zusätzliche Belastung des Körpers durch ein Schlafmittel kann überflüssig werden.

Richtige Schmerztherapie

Stärkere Analgetika wirken ermüdend

Bei leichten Schmerzen kann man abwägen, ob Schmerzmittel überhaupt notwendig sind. Treten sie nur vorübergehend aus offenkundig harmloser Ursache (wie Streßkopfschmerzen) auf, genügen oft Entspannung und Autosuggestion, um den Schmerz ausreichend zu lindern. Reicht das nicht aus, bekämpft man leichtere Schmerzen mit *Azetylsalizylsäure* oder *Ibuprofen;* beide Analgetika werden von den meisten Menschen bei kurzer Einnahme gut vertragen. Schlaffördernd wirken sie nicht, aber wenn der Schmerz gelindert wird, schläft man besser.

Azetylsalizylsäure
Ibuprofen

Fieber tritt meist als natürliche Abwehrreaktion bei einer Infektion auf. Daher darf es grundsätzlich nicht massiv durch Arzneimittel unterdrückt werden, sonst schwächt man das Immunsystem. Nur wenn Fieber bedrohlich ansteigt und/oder längere Zeit anhält, wird es selbst zum Risiko und muß nach fachlicher Verordnung bekämpft werden.

Fieber als natürliche Abwehrreaktion

Die Erhöhung der Körpertemperatur geht einher mit Disharmonie im vegetativen Nervensystem, der Sympathikusanteil überwiegt. Deshalb führt Fieber häufig zu Unruhe, unter Umständen auch zu Fieberkrämpfen und Halluzinationen. Ein- und Durchschlafen werden oft erheblich behindert.

Disharmonie im vegetativen Nervensystem

Unruhe

Wenn Höhe und Dauer des Fiebers keine fachliche Hilfe erfordern, kann es schonend durch kalte Wadenwickel (s. S. 128) gemildert werden. Sie senken nicht nur das Fieber, sondern leiten auch Blut aus den oberen Körperregionen ab; das begünstigt meist den Schlaf. Nur wenn Wadenwickel nicht ausreichend helfen, sollte Fieber bei Bedarf medikamentös gesenkt, aber nie ganz unterdrückt werden. Dazu eignet sich die bereits als Schmerzmittel genannte Azetylsalizylsäure gut, stärker fiebersenkende Medikamente bleiben fachlicher Verordnung vorbehalten.

Kalte Wadenwickel

Fieber medikamentös senken

Hirnorganische Veränderungen

Krankhafte Hirnstörungen behindern den Schlaf unterschiedlich stark. Im Extremfall, wenn Schlafzentren zerstört wurden, kommt es zur völligen Schlaflosigkeit. In jüngeren Jahren treten solche Veränderungen vor allem nach Schädel-Hirn-Verletzungen auf.

Extremfall: völlige Schlaflosigkeit

**Gehirn-
erschütterung**

Schon die einfache Gehirnerschütterung kann den Schlaf behindern. Nach ernsteren Verletzungen entstehen neben Schlafstörungen auch noch rasche Ermüdbarkeit, Antriebsschwäche, Störungen des Denkens, der Aufmerksamkeit, Konzentration und Gedächtnisfunktionen, zum Teil auch Schwindel und depressive Verstimmungen.

**Durchblutungs-
störungen bei
älteren Menschen**

Bei älteren Menschen erklären sich hirnorganisch bedingte Schlafstörungen hauptsächlich aus Durchblutungsstörungen (s. a. Herz-Kreislauf-Störungen). Symptomatisch sind dann beeinträchtigte Hirnleistungen (vor allem Gedächtnis), Depressionen und andere psychische Beschwerden, in schweren Fällen tiefgreifende Veränderungen der Persönlichkeit. Als

Hirnschwund

weitere Ursache im Alter kommt Hirnschwund in Betracht. Unabhängig vom Alter können gut- und bös-

Hirntumoren

artige Hirntumoren zu Schlafstörungen beitragen.

**Fachliche
Untersuchung und
Diagnose**

Es erübrigt sich, die hirnorganischen Veränderungen näher zu beschreiben. Sie können nur durch fachliche Untersuchung diagnostiziert und danach gezielt behandelt werden. Wenn Schlafstörungen mit unklaren Einschränkungen der geistigen Leistungsfähigkeit und psychischen Veränderungen einhergehen, kann das den Verdacht auf hirnorganische Ursachen begründen.

Herz-Kreislauf-Störungen

Die Herz-Kreislauf-Funktionen beeinflussen den Schlaf erheblich. Das ergibt sich vor allem aus Veränderungen der Hirndurchblutung, die sowohl Blutmangel als auch Blutüberfülle erzeugen können.

**Niedriger
Blutdruck**

Zu den relativ harmlosen Ursachen des Blutmangels gehört niedriger Blutdruck, der nur bedingt als Krankheit gilt. Er kann allerdings auch zu ernsteren, behandlungsbedürftigen Beschwerden führen, unter Umständen sogar zum Schlaganfall.

**Arteriosklerose der
Hirngefäße**

Weit bedenklicher ist Mangeldurchblutung bei Arteriosklerose der Hirngefäße. Diese Erkrankung tritt vor allem bei älteren Menschen auf, bei ihnen gehört sie zu den häufigsten Ursachen von Schlafstörungen. Wenn das Gehirn an Blut-Sauerstoff-Mangel leidet, kann bereits das Einschlafen behindert sein. Oft schreckt man aber erst in der Nacht ein- oder mehrmals aus dem Schlaf, ein Alarmzeichen des mangelversorgten Gehirns. Als Komplikation droht schließlich ein Schlaganfall.

Komplikation Schlaganfall

Aber auch das Gegenteil, die Blutfülle im Gehirn, ist weder harmlos noch schlaffördernd. Dazu kann es durch Fehlregulationen der Hirngefäße kommen, unter anderem bei hormonellen Störungen. Oft besteht auch hoher Blutdruck und zusätzlich meist Arteriosklerose. Die übermäßige Blutzufuhr zum Gehirn erzeugt Ein- und Durchschlafstörungen, Wärmegefühl im Kopf/Gesicht, Kopfschmerzen, pochendes oder hämmerndes Gefühl im Kopf im Rhythmus des Pulsschlags, Ohrgeräusche und Schwindel, häufig fühlt man sich auch gereizt und nervös. Durch Überlastung der Hirngefäße kann es im Lauf der Zeit ebenfalls zum Schlaganfall kommen.

Bluthochdruck und Arteriosklerose

Folgen

Erkrankungen des Herzens beeinträchtigen Durchblutung und Kreislauf unterschiedlich stark. Schlafstörungen treten dann meist durch verminderte Blutversorgung des Gehirns auf, ein direkter Zusammenhang mit der Herzkrankheit besteht also nicht. Man kennt aber eine funktionelle Störung des Herzens, die unmittelbar zu Schlafstörungen beitragen kann, die *Herzneurose.* Geht sie mit Angstzuständen einher, die aus dem Herzen aufzusteigen scheinen, spricht man von *Herzangst.*

Erkrankungen des Herzens

Herzneurose

Herzangst

Es gibt noch eine Reihe weiterer Erkrankungen des Herz-Kreislauf-Systems mit Schlafstörungen, zum Beispiel Herzmuskel- oder Gefäßentzündungen. Darauf muß hier nicht weiter eingegangen werden, alle Beschwerden an Herz und Kreislauf erfordern fachliche Untersuchung.

Schlafapnoe und andere Atemstörungen

Störungen der Atmung beeinträchtigen den Schlaf meist erheblich. Schon beim banalen Schnupfen und Husten schläft man schwer ein und wird immer wieder aus dem Schlaf gerissen. Als weitere krankhafte

Meist erhebliche Beeinträchtigung des Schlafs

53

Schlafapnoe

Lautes Schnarchen

Normales Schnarchen

Begünstigende Faktoren

Männer schnarchen häufiger

Störung des Partners

Erkrankungen der Herzkranzgefäße

Atemstörungen kommen chronische Bronchitis, Asthmaanfälle, Lungenblähung (-emphysem) und Herzasthma in Betracht.

Eine besonders schwere Atemstörung bezeichnet man als *Schlafapnoe.* Dabei wird durch Fehlsteuerung etwa alle 30 Minuten die Atmung kurz unterbrochen. Das Atemzentrum schlägt sofort Alarm, man schreckt aus dem Schlaf auf, die Atmung setzt wieder ein. Das kann so rasch erfolgen, daß es bewußt nicht völlig wahrgenommen wird. Oft liegt man aber nach dem Aufschrecken aus dem Schlaf einige Zeit wach, so daß die Schlafapnoe Nacht für Nacht bis zu 3 Stunden Schlaf kosten kann.*

Viele der Betroffenen neigen auch dazu, laut zu schnarchen. Das wird durch den Atemstillstand abrupt unterbrochen. Sobald man wieder eingeschlafen ist, wiederholt sich dieser Ablauf von Schnarchen und Atemstillstand. Zum Glück leidet aber längst nicht jeder Schnarcher auch an Schlafapnoe.

Beim „normalen" *Schnarchen,* das Männer häufiger als Frauen betrifft, atmet man durch den Mund ein. Die Atemluft bringt das im Schlaf maximal entspannte weiche Gewebe an der hinteren Kehle in Schwingungen, die das Schnarchen erzeugen. Im Extremfall wird es so laut wie starker Straßenverkehr (über 90 dBA). Begünstigt wird Schnarchen, wenn man auf dem Rücken schläft, durch Übergewicht, Rauchen, Alkohol und chronisch verlegte Nasenatmung. Bei Kindern sind oft die Mandeln vergrößert. Es scheint, daß auch hormonelle Faktoren eine Rolle spielen, deshalb schnarchen Frauen wohl seltener als Männer.

Man kann am eigenen Schnarchen erwachen, oft stört es den Betroffenen aber nicht, sondern in erster Linie den im gleichen Raum schlafenden Partner. Wenn das Problem nicht auf andere Weise zu lösen ist, empfehlen sich getrennte Schlafzimmer.

Schnarchen wird oft belächelt, aber neuere Untersuchungen weisen unter anderem nach, daß Schnarcher dreimal häufiger an Krankheiten der Herzkranzgefä-

---

* Näheres dazu in dem Ratgeber *Schlafapnoe-Syndrom und Schnarchen* von Dr. med. Peter Hannemann, erschienen im gleichen Verlag, ISBN 3-89698-113-7.

ße leiden, die zu Angina pectoris und Herzinfarkt führen können. Vorbeugend soll auf Rauchen und abend-
lichen Alkoholkonsum verzichtet, Übergewicht reduziert und das Kopfende des Betts leicht erhöht werden. Genügt das nicht, können spezielle kieferortho-
pädische Apparaturen das Schnarchen verhindern oder
zumindest mildern.

Vorbeugung

Andere Erkrankungen

Die Liste körperlicher Krankheiten, die den Schlaf
stören, ist noch lang, wir können hier nur noch einige
Beispiele anführen. Was im Einzelfall zutrifft, ergibt
sich erst aus fachlicher Untersuchung.
Ähnlich wie Schmerzen können natürlich Koliken den
Schlaf behindern. Sie treten häufig bei Gallen- und
Nierensteinen, Magen-Darm- und Unterleibserkran-
kungen auf. Da sie zu starken Schmerzen führen, wird
häufig fachliche Hilfe gerufen. Die Koliken lassen sich
medikamentös gut lindern, aber danach gilt es, die
Ursachen gezielt zu behandeln.

Koliken

Erhebliche Schlafstörungen treten bei *Restless legs*
und *Burning feet syndrome* auf. Diese beiden Erkrankungen können noch nicht genau erklärt werden, eine
wirksame Therapie fällt meist schwer. Beim *Burning
feet syndro*me (englisch: burning = brennend, feet =
Füße) kommt es anfallsweise, vorwiegend nachts, zu
Mißempfindungen mit quälendem Brennen in den
Füßen, Ein- und Durchschlafen werden behindert.
Verursacht wird das wahrscheinlich durch eine nicht-
entzündliche Krankheit verschiedener Nerven.

Burning feet syndrome

Auch bei den *Restless legs* (englisch: restless = unruhig, legs = Beine) treten anfallsweise bevorzugt nachts
Mißempfindungen in Ober- und Unterschenkeln auf,
verbunden mit dem Bedürfnis, die Beine zu bewegen.
Diese „Unruhe" stört Ein- und Durchschlafen erheblich. Die Symptome betreffen vermehrt Frauen, oft
kommen sie auch familiär gehäuft vor. Die Ursachen
sind nicht bekannt, bei der Untersuchung erhebt man
keine krankhaften Befunde zur Erklärung der Symptomatik.

Restless legs

Unklare Ursachen

Narkolepsie als Sonderform

Schlafzwang am Tag

Symptome

Eine Sonderform der Schlafstörungen kennt man als *Narkolepsie*. Das Problem besteht dabei jedoch nicht in behindertem Schlaf, sondern im „Schlafzwang" am Tag. Diese unwiderstehliche Schläfrigkeit tritt plötzlich ein und dauert minutenlang. Danach fühlen sich die Betroffenen oft einige Zeit erholt, ehe der nächste Schlafanfall sie überkommt. Als weitere Symptome, die allerdings nicht alle Patienten betreffen, treten noch Katalepsie mit plötzlichem Verlust der normalen Muskelspannung, Wachanfälle mit spontanem Erwachen und „Schlaflähmung" durch versagende Muskelspannung, akustische und visuelle Halluzinationen insbesondere beim Einschlafen auf.

Ursachen

Narkolepsie kann erblich bedingt sein oder als Folge einer Hirnerkrankung (etwa Entzündung) entstehen. Seit kurzem weiß man, daß die „Architektur" des Schlafs dabei nachhaltig verändert ist. Die Patienten träumen nicht wie üblich nach etwa 1–2 Stunden Non-REM-Schlaf, sondern bereits 10 Minuten nach dem Einschlafen. Diese Beobachtung kann allerdings noch nicht genau beurteilt werden.

Hohe Belastung im Alltag

Im Alltag stellt Narkolepsie eine hohe Belastung dar. Probleme beginnen bereits in der Schule, wenn Kinder im Unterricht einschlafen und schlechtere Leistungen erbringen. Später wird das Leistungsvermögen bei der Arbeit eingeschränkt, was nicht selten zur Entlassung führt. Auch familiäre und soziale Schwierigkeiten begleiten die Krankheit, die oft lang nicht richtig diagnostiziert und von der Mitwelt nicht verstanden wird.

Heilung nicht möglich

Heilung ist heute noch nicht möglich, lediglich die Symptomatik kann beeinflußt werden. Dazu wendet man zum Beispiel anregende Medikamente (wie Koffein, Amphetamin-Abkömmlinge) an, die Schlafanfälle am Tag vermindern oder ganz vermeiden. Damit sind aber oft erhebliche Nebenwirkungen bis hin zur Sucht verbunden. Teils wirken auch Antidepressiva gut, aber auch sie verursachen nicht selten unerwünschte Begleiterscheinungen.

Bettnässen

Schließlich sei *Bettnässen* erwähnt, das hauptsächlich Kinder betrifft. Dazu kommt es, wenn im Schlaf unwillkürlich Harn abgeht (am Tag kommt das nur bei etwa 20 % der betroffenen Kinder vor). Im allgemeinen sollte die Blasenkontrolle spätestens bis zum vollendeten 4. Lebensjahr (meist früher) beherrscht werden. Gelegentliches Einnässen kommt zwar auch danach noch vor, aber von Bettnässen spricht man erst, wenn das häufiger oder regelmäßig der Fall ist. Meist erfolgt das Einnässen im 1. Drittel der Nacht, bevorzugt beim Auftauchen aus einer Tiefschlafphase oder kurz danach, aber nie im REM-Schlaf. Häufig wacht das Kind im nassen Bett auf und ruft nach Hilfe. Der Schlaf wird dadurch einige Zeit unterbrochen, das Einschlafen gelingt nicht immer problemlos. Im Lauf der Zeit kann deshalb ein erhebliches Schlafdefizit entstehen.

Im 1. Drittel der Nacht

Man unterscheidet *primäres* Bettnässen, bei dem das Kind die Blasenkontrolle noch nie beherrschte, und *sekundäres* Bettnässen, das mindestens 6 Monate nach dem Trockenwerden wieder auftritt. Die sekundäre Form erklärt sich häufig aus psychischen Ursachen, wie familiäre Probleme, Trennung der Eltern, Geburt von Geschwistern oder schulische Belastungen. Beim primären Bettnässen können solche Faktoren ebenfalls eine Rolle spielen, zu denken ist aber auch an organische Krankheiten, wie Blasenentzündung oder Mißbildungen der Harnorgane. Das muß bei Bedarf sorgfältig untersucht und gezielt behandelt werden.

Primäres und ...

... sekundäres Bettnässen

Ursachen

Bei Erwachsenen kommt Bettnässen seltener vor, meist bei organischen Erkrankungen der Harnorgane (wie Blasenentzündung). Psychische Ursachen spielen jetzt kaum noch eine Rolle.

Selten bei Erwachsenen

Psychische Ursachen der Schlafstörungen

Zu den häufigsten seelischen Ursachen von Schlafstörungen gehören heute Nervosität, Disharmonie im vegetativen Nervensystem, Streß durch Konflikte, Sorgen und andere Probleme. Bei Depressionen gehören Schlafstörungen für etwa 70 % der Betroffenen zum Symptomenbild. Schließlich können noch

Häufigste Ursachen

70 % der Depressiven haben Schlafstörungen

andere psychische Störungen (wie Angstzustände) den Schlaf behindern.

Oft hartnäckig

Psychisch bedingte Schlafstörungen erweisen sich oft als besonders hartnäckig, weil die tiefer im Seelenleben verwurzelten Ursachen schwer erkennbar sind. Gegen Nervosität und Streß als „Schlafhemmer" gibt es aber gut bewährte Hilfen, die den Schlaf meist bald verbessern.

Nervosität – vegetative Dystonie

Vielzahl von Beschwerden

Der Sammelbegriff *Nervosität* umfaßt eine Vielzahl von Beschwerden, vor allem Unruhe, Gereiztheit, Stimmungsschwankungen, innere Anspannung, übermäßiges Schwitzen, Überempfindlichkeit, abnorme Reaktionen auf äußere Einflüsse (wie Frustrationen) und alle Formen der Schlafstörungen. Häufig kommen funktionelle Störungen hinzu, vornehmlich am Herz-Kreislauf- und Verdauungssystem.

Nervöse Konstitution kann angeboren sein

Bis zu einem gewissen Grad kann nervöse Konstitution angeboren sein. Man findet sie dann oft bei besonders sensiblen, kreativen Menschen, die empfindsam wie ein Seismograph auf Einflüsse der Umwelt reagieren. Bei ihnen gehört Nervosität zur Persönlichkeit und kann schwer beeinflußt werden, sie müssen lernen, mit ihrer Empfindsamkeit zu leben.

Häufiger wird Nervosität erworben

Häufiger wird Nervosität im Lauf des Lebens erworben. Das kann mit Erziehungsfehlern und ungünstigen Familienverhältnissen beginnen. Ferner tritt Nervosität bei dauernder Überforderung, ständigen Sorgen und Problemen oder als Warnzeichen körperlicher und psychischer Krankheiten auf. Oft beobachtet man sie wochenlang nach überstandener Influenza. Psychologisch versteht man Nervosität als Zeichen einer Kontrollstörung, die sich ohne Behandlung verschlimmert und verfestigt.

Bedeutung der Dystonie

Vegetative Dystonie läßt sich schwer gegen Nervosität abgrenzen. Dystonie bedeutet, daß die Grundspannung (Tonus) im Nervensystem von der Norm abweicht, weil die Feinabstimmung von Sympathikus und Parasympathikus gestört ist. Als Folge treten

Beschwerden auf, die auch bei Nervosität vorkommen, besonders häufig am Herz-Kreislauf-System. Typisch sind Enge- und Druckgefühl in der Herzgegend, Herzjagen, spürbares Herzklopfen, Schwindel, Flimmern vor den Augen, Ohrensausen und schwankender Blutdruck. Zahlreiche weitere Symptome sind möglich, vor allem Schlafstörungen, allgemeine Unruhe, Kopfschmerzen, vermehrtes Schwitzen, Kribbeln und Taubheit in den oft feuchtkalten Gliedern, Atemstörungen, Magendrücken und Gallenblasenbeschwerden.

Typische Beschwerden

Das unklare Symptomenbild, das subjektiv stark belastet, soll vorsorglich fachlich untersucht werden. Es erklärt sich nämlich nicht immer aus vegetativen Fehlfunktionen, sondern kann auch auf organische Ursachen hinweisen, wie Blutarmut oder hormonelle Störungen in der Pubertät und während der Wechseljahre. Erst wenn solche Faktoren ausgeschlossen sind, darf man vegetative Dystonie annehmen.

Fachliche Untersuchung ist wichtig

Zum Teil gehen vom Nervensystem *vegetative Mißempfindungen* aus. Sie entstehen bei empfindlichen Menschen durch „Umschaltungen" im vegetativen Nervensystem, wenn also von Sympathikus auf Parasympathikus und umgekehrt geschaltet wird. Zu typischen Schwankungen im Nervensystem kommt es morgens, wenn der Sympathikus „anspringt", und abends beim Einschlafen, wenn auf den Parasympathikus umgeschaltet wird. Weitere Veränderungen im vegetativen Tonus treten mit dem „toten Punkt" gegen Mittag und am frühen Abend auf. Darüber hinaus finden im Tagesverlauf immer wieder vegetative Anpassungen an Streß und andere Anforderungen des Lebens statt.

Vegetative Mißempfindungen

Schwankungen im Nervensystem

Sensible Menschen nehmen solche vegetativen Veränderungen unangenehm deutlich wahr. Am Tag kann es zum Beispiel zu Druck, Beklemmung und Schmerzen in der Herzgegend, Herzschlägen außer der Reihe, Druckgefühl in der Magen- und Lebergegend, Gürtelgefühl um den Leib und Kloß- oder Würgegefühl im Hals kommen. Beim Einschlafen treten vor allem Zuckungen der Glieder, Fallgefühle und Mißempfindungen an inneren Organen auf.

Unangenehme Wahrnehmung bei sensiblen Menschen

In der Regel sind vegetative Mißempfindungen harmlos

Angst vor Erkrankuing ist unberechtigt

Typische Merkmale

In der Regel sind vegetative Mißempfindungen harmlos, aber wenn man sie ängstlich beobachtet und überbewertet, verschlimmern sie sich. Viele befürchten dann, an einer ernsten organischen Krankheit zu leiden. Das erhöht die innere Anspannung, die Mißempfindungen machen sich noch deutlicher bemerkbar. Grundsätzlich ist Angst vor einer Erkrankung aber unberechtigt, wenn durch fachliche Untersuchung festgestellt wurde, daß es sich lediglich um vegetative Mißempfindungen handelt. Es gibt einige typische Merkmale vegetativer Störungen:

- Unbestimmtheit der Mißempfindungen, die schleichend einsetzen, sich allmählich verschlimmern und häufig wechseln.
- Zusammenhang zwischen Beschwerden und seelischem Erleben, wobei positive Erfahrungen ebenso wie negative zu Mißempfindungen führen.
- Unklare Angstgefühle ohne konkreten Anlaß.
- Abnorme Reaktionen auf äußere Einflüsse, wobei geringe Reize zu heftigen unangemessenen Reaktionen führen können, während starke Reize unter Umständen fast ohne Reaktion hingenommen werden.

Wenn Sie solche Anzeichen bei sich feststellen, entstehen Ihre unklaren Beschwerden wahrscheinlich aus vegetativer Ursache.

Konflikte, Sorgen und Probleme

Abhängig von Persönlichkeit, Erziehung und Lebenserfahrung

Optimismus

Hohe innere Anspannungen

Zu den häufigsten psychischen „Schlafhemmern" gehören Sorgen, Probleme und Konflikte des Alltags. Es hängt von Persönlichkeit, Erziehung und Erfahrungen des Lebens ab, wie man individuell mit diesen unvermeidlichen Belastungen umgeht. Manche besitzen ein optimistisches Naturell, lassen sich durch den Streß des Alltags das Leben nicht vergällen und den Schlaf nicht rauben.

Bei vielen anderen erzeugen derartige Belastungen hohe innere Anspannung mit vegetativen Beschwerden, Funktionsstörungen innerer Organe, oft verbunden mit Angstzuständen. Man kann abends nicht einfach abschalten, gerade im Bett bei Dunkelheit, wenn nur noch wenige äußere Reize ablenken, kreisen die Gedanken unwillkürlich immer wieder um die Belastungen. Das baut so viel Unruhe auf, daß das Einschlafen längere Zeit nicht gelingt.

Wenn man schließlich doch vom Schlaf übermannt wird, bleibt er meist unruhig und oberflächlich, oft wacht man ein- oder mehrmals in der Nacht auf und schläft nur schwer wieder ein oder erwacht morgens viel zu früh. Sogar bis in die Träume können die Belastungen verfolgen, nicht selten schreckt man voller Angst schweißgebadet aus einem Alptraum auf.

Unruhiger Schlaf

Es gibt keine Patentrezepte für den Umgang mit Konflikten, Sorgen und Problemen, jeder muß seinen individuellen Ausweg finden. Immer falsch ist aber der Versuch, die Belastungen ungelöst zu verdrängen. Dann verschwinden sie zwar aus dem Bewußtsein, aber das verhindert praktikable Lösungen. Aus dem Unbewußten wirken die verdrängten Inhalte „maskiert" fort, man leidet dann vielleicht an Nervosität, Schlafstörungen, Depressionen und Angstzuständen, ohne deren Ursachen noch bewußt zu kennen.

Jeder muß seinen individuellen Ausweg finden

Nicht ungelöst verdrängen

Grundsätzlich gilt, daß Konflikte, Sorgen und Probleme zu den unausweichlichen Aufgaben des Lebens gehören, denen man sich stellen muß. Konflikte versucht man gemeinsam mit den anderen Beteiligten zu lösen, das kann durch einen Kompromiß geschehen, vielleicht kann man die anderen aber auch von den eigenen Vorstellungen überzeugn.

Gehören zu den unausweichlichen Lebensaufgaben

Bei Sorgen und Problemen analysiert man zuerst sorgfältig, welcher Stellenwert ihnen tatsächlich zukommt. Dabei stellt man nicht selten fest, daß sie sich längst nicht so schlimm auswirken, wie ursprünglich befürchtet, vielleicht gar ohne praktische Bedeutung bleiben und deshalb nicht weiter bearbeitet werden müssen. Was nach dieser Analyse an ernsthaften Sorgen und Konflikten übrig bleibt, löst man zweckmäßig. Gelingt das nicht, muß man sich damit abfinden und mit der Belastung so gut wie möglich leben.

Depressive Verstimmungen

70 % depressiver Patienten haben Schlafstörungen

Bei etwa 70 % depressiver Patienten gehören Schlafstörungen zu den typischen Symptomen. Die „Architektur" ihres Schlafs wirkt „zerhackt", weil die üblichen Muster des Non-REM- und REM-Schlafs kaum noch zu erkennen sind.

Das Einschlafen bereitet die wenigsten Probleme, denn bei Depressionen bessert sich das Befinden gegen Abend oft deutlich. Die Tiefschlaf- und REM-Phasen werden jedoch nachhaltig gestört, der Schlaf bleibt oberflächlich und unruhig. Morgens erwacht man kaum erholt, fühlt sich wie zerschlagen und leidet besonders stark an depressiver Verstimmung.

Oberflächlicher und unruhiger Schlaf

Ursachen

Serotonin

Nach heutigem Wissen erklären sich Depressionen aus biochemischen Störungen im Gehirn, die hauptsächlich Serotonin betreffen. Dieser Neurotransmitter beeinflußt gleichzeitig Schlaf-Wach-Rhythmus und Stimmung, was den Zusammenhang zwischen Depressionen und Schlafstörungen hinreichend erklärt. Diese biochemischen Veränderungen können inzwischen recht gut beeinflußt werden. Da Serotonin selbst als Arzneimittel nicht das Gehirn erreicht, verwendet man die Aminosäure Tryptophan; daraus stellt der Körper Serotonin her. Depressionen und Schlafstörungen bessern sich, wenn vermehrt Serotonin zur Verfügung steht. Diese Behandlung hat sich gut bewährt und ersetzt oft chemische Schlafmittel und Antidepressiva mit all ihren möglichen Nebenwirkungen.

Tryptophan

Erfolgreiche Behandlung

Winterdepression

Eine Sonderform, die saisonal bedingte *Winterdepression,* entsteht durch den Lichtmangel in der dunkleren Jahreszeit. Schuld daran ist die Zirbeldrüse im Gehirn, die bei Lichtmangel vermehrt das Hormon Melatonin ausschüttet. Dieses „Schlafhormon" kann unter bestimmten Umständen zu Depressionen mit Schlafstörungen führen. Die üblichen Antidepressiva wirken dagegen wenig, die notwendige Dauereinnahme über Monate hinweg kann zu erheblichen Nebenwirkungen führen.

Melatonin

Lichttherapie

Inzwischen steht gegen Winterdepressionen aber eine spezielle Lichttherapie zur Verfügung, die meist bald hilft und problemlos vertragen wird. Die Patienten setzen sich dabei täglich 1–2 Stunden einer starken künstlichen Lichtquelle aus, die den Lichtverhältnissen an einem sonnigen Frühsommertag entspricht. Das wirkt der übermäßigen Produktion von Melatonin entgegen. Heilen kann man die Winterdepression so nicht, die Patienten müssen monatelang regelmäßig zur Lichttherapie in die Praxis kommen.

Angstzustände

Im Gegensatz zur realen Furcht die berechtigten Anlaß hat (zum Beispiel Furcht vor den Folgen eines Fehlers) und auch von Dritten nachvollzogen werden kann, steht hinter der Angst kein konkreter Grund. Man verspürt nur diffuse Angst, die man sich selbst nicht erklären kann. Anders als bei der Furcht gibt es deshalb keinen Ansatzpunkt für aktive Lösungen, man fühlt sich der Angst hilflos ausgeliefert.

Furcht hat einen Anlaß

Das Angstgefühl selbst kann oft nicht genau beschrieben werden, man weiß einfach, daß man daran leidet. Am ehesten umschreibt man sie vielleicht als eine Art „quälendes Unbehagen mit dem Gefühl unklarer Bedrohung", aber das trifft nicht für alle Betroffenen zu. Letztlich erlebt jeder seine Angst individuell unterschiedlich.

Unklare Beschreibung des Angstgefühls

Als körperliche Folgen treten vor allem Herz- und Atemstörungen, Übelkeit, Erbrechen, Durchfall, Zittern und Sehstörungen ein. Sie erklären sich aus vegetativen Fehlsteuerungen und vermehrter Ausschüttung von „Streßhormonen". Zusätzlich kommt es noch zu Unruhe, innerer Anspannung, Gereiztheit und Überempfindlichkeit. Das Einschlafen wird behindert und das Durchschlafen unterbrochen, der Schlaf bleibt unruhig und oberflächlich. In den REM-Phasen können Angst-(Alp-)träume auftreten, aus denen man unter Umständen schweißgebadet aufschreckt.

Körperliche Folgen

Mit einer gewissen „Urangst" müssen und können wir leben, sie gehört zum menschlichen Dasein. Anders verhält es sich mit den Ängsten, die als Folge psychischer Störungen bestehen, zum Beispiel durch ver-

Urangst gehört zum menschlichen Dasein

Angst als Folge psychischer Störungen

drängte negative Erfahrungen, Erziehungsfehler, unbewältigte Konflikte oder bei schweren seelisch-geistigen Krankheiten (Psychosen). In solchen Fällen beherrscht die Angst das ganze Leben, muß also fachlich behandelt werden. Bei leichteren Angstzuständen können Entspannungstechniken mit positiver Autosuggestion gut helfen. Sobald die Ursachen der Angst dauerhaft bewältigt wurden, verschwinden auch die Schlafstörungen wieder.

Medikamentöse Behandlung

Valium

Medikamentös kann starke Angst meist gut unterdrückt werden. Dazu verwendet man vor allem Tranquilizer aus der Gruppe der Benzodiazepine (am bekanntesten wohl *Valium*). Sie wirken über die Neurotransmitter im Gehirn beruhigend, angstlösend und schlaffördernd. Die Anwendung läßt sich allerdings

Keine Beseitigung der Ursachen

nur vorübergehend rechtfertigen, denn sie beseitigen nicht die Ursachen der Angst und führen teilweise zu erheblichen Nebenwirkungen und/oder Sucht.

> Gerade die Entlastung von Angst erhöht das Risiko der Abhängigkeit. Sobald die Wirkung der Tranquilizer nachläßt, kehrt die Angst unvermindert oder stärker zurück. Da liegt es nahe, erneut zum Arzneimittel zu greifen, weil man mit dieser Angst nicht leben kann. Manchmal entwickelt sich bereits nach wenigen Tagen und ohne die sonst bei Suchtkrankheiten übliche Dosissteigerung eine Abhängigkeit von den Tranquilizern.

Angstlösende Arzneimittel so kurz wie möglich geben

Deshalb gibt man angstlösende Arzneimittel bei Bedarf so kurz wie möglich, um den Patienten vorübergehend zu entlasten. Unter Umständen können dann die psychischen Selbstheilungsregulationen wirksam werden und die Angst aus eigener Kraft dauerhaft überwinden. Zumindest wird der Patient nach der

Offener für Psychotherapie

Entlastung von schweren Angstzuständen offener für die anschließende Psychotherapie.

Körperliche Ursachen

Vorsorglich sollte man bei unklarer Angst auch an körperliche Ursachen denken, zum Beispiel Asthma, Herzkrankheiten und Vitamin-B$_1$-Mangel. Dann helfen Tranquilizer und Psychotherapie wenig, die orga-

nischen Ursachen müssen beseitigt werden, damit die
Ängste wieder verschwinden.

Auf weitere Ursachen des gestörten Schlafs muß nicht
mehr eingegangen werden. Sie sind individuell zu speziell, als daß sie allgemein abgehandelt werden könn-
ten. Fachliche Untersuchung und Therapie ist in solchen Fällen immer notwendig.

*Andere Ursachen
von Schlafstörun-
gen*

Unter anderem können noch Schwangerschaft und
Wochenbett, hormonelle Veränderungen in Pubertät
und Wechseljahren, Schulangst oder altersbedingte
Beschwerden (vor allem Durchblutungsstörungen des
Gehirns) den Schlaf chronisch stören.

Folgen der Schlafstörungen

Der gestörte Schlaf zieht Körper, Geist und Seelenleben in Mitleidenschaft. Wenn man nur gelegentlich
schlecht schläft, bleiben keine dauernden Störungen
zurück, nach 2–3 Nächten mit gutem Schlaf ist das
Defizit wieder ausgeglichen. Häufige oder chronische
Schlafstörungen dagegen verursachen im Lauf der Zeit
erhebliche Störungen bis hin zu organischen Krankheiten.

*Der ganze Mensch
wird in Mitleiden-
schaft gezogen*

Nach schlechtem Schlaf erwacht man morgens (oft
viel zu früh) müde, abgespannt und wie „gerädert".
Körperlich muß sich die mangelnde Erholung nicht
so stark auswirken, der im Alltag ohnehin oft zu wenig beanspruchte Körper verkraftet eine schlaflose
Nacht meist gut. In erster Linie betreffen die Folgen
die seelisch-geistigen Funktionen. Man fühlt sich nicht
wohl in seiner Haut und läßt das die Mitwelt oft durch
Gereiztheit und Ungerechtigkeit spüren.

*Folgen schlechten
Schlafs*

*Gereiztheit und
Ungerechtigkeit*

Im Lauf des Tags kann sich der Allgemeinzustand
allmählich bessern, vor allem dann, wenn Gelegenheit für kurze Schlafpausen besteht. Abends wird man
meist früher als üblich müde und sollte diesem Schlafbedürfnis nachgeben, damit der „verlorene" Schlaf

nachgeholt wird. Manche Menschen befinden sich abends jedoch in einem Zustand gereizter Schwäche, die das frühe Einschlafen behindert.

Folgen häufiger Schlafstörungen

Kommen Schlafstörungen häufig oder dauernd vor, werden Abgespanntheit und Müdigkeit zum ständigen Begleiter, behindern die gesamte Lebensführung und schränken die Lebensqualität ein.

Kopfschmerzen

Körperlich treten nach einer Nacht mit schlechtem Schlaf oft Kopfschmerzen ein, die bereits beim Erwachen bestehen und sich im Lauf des Tages bessern. Auch eine gewisse „Schwere" in den Gliedern oder im ganzen Körper kommt nicht selten vor. Sie erklärt sich ebenso wie die Kopfschmerzen vorwiegend aus ungenügender Erholung und Entspannung in der Nacht.

Gefahr für Kranke

Für Kranke kann bereits eine durchwachte Nacht riskant werden. Die kranken Organe erholen sich nicht, Schmerzzustände, Verkrampfungen und Fieber können sich verschlimmern, die körpereigenen Abwehr- und Selbstheilungsregulationen werden bei zu wenig Schlaf geschwächt, können bestehende Erkrankungen nicht wirksam genug bekämpfen, die Anfälligkeit für Komplikationen und weitere Krankheiten nimmt zu (nicht umsonst spricht man volkstümlich seit langem vom „Gesundschlafen").

Bei häufigen oder dauernden Schlafstörungen wird auch bei Gesunden der Körper stärker in Mitleidenschaft gezogen. Kopfschmerzen und Schwere in der Muskulatur verschwinden dann nicht mehr, die zu

Fehlfunktionen und Erkrankungen vieler Organe

geringe Ausschüttung regenerierender Wachstumshormone in der Nacht begünstigt Fehlfunktionen und schließlich Erkrankungen vieler Organe, in erster Linie des Herz-Kreislauf- und Verdauungssystems. Chronische Herzbeschwerden, Störungen des Blutdrucks und der Durchblutung, Magen-Darm-Störungen bis zu Geschwüren gehören zu den häufigsten körperlichen Folgen der chronischen Schlafstörungen.

Schwächung des Immunsystems

Die Schwächung des Immunsystems nimmt zu und erhöht deutlich die Anfälligkeit für weitere Krankheiten.

Besonders deutlich wirken sich Schlafstörungen auf

den seelisch-geistigen Bereich aus. Bereits nach einer schlaflosen Nacht fühlt man sich nervös, gereizt und überempfindlich, Denken, Konzentration und Gedächtnis sind verlangsamt und behindert, das geistige Leistungsvermögen insgesamt wird erheblich eingeschränkt. Hinzu kommt verminderte Reaktionsfähigkeit, die vor allem im Straßenverkehr und bei Bedienung von Maschinen gefährlich werden kann.

Auswirkungen auf den seelisch-geistigen Bereich

Verminderte Reaktionsfähigkeit

Wenn die Schlafstörungen häufig oder dauernd auftreten, können sich die seelisch-geistigen Funktionen überhaupt nicht mehr richtig regenerieren. Nervosität, Gereiztheit und Überempfindlichkeit werden chronisch und erschweren der Mitwelt den Umgang mit den Betroffenen. Die geistige Leistungsfähigkeit leidet stark unter dem dauernden Schlafdefizit, insbesondere Denken und Reaktionsfähigkeit werden träge, und man kann sich nicht mehr gut konzentrieren. Darüber hinaus werden Kreativität und Streßtoleranz beeinträchtigt, man fühlt sich den Aufgaben des Alltags immer weniger gewachsen.

Chronische Nervosität

Beeinträchtigung von Kreativität und Streßtoleranz

Vielfach stellt sich im Verlauf chronischer Schlafstörungen eine Depression ein, weil sowohl Schlaf als auch Stimmung mit von dem Neurotransmitter Serotonin abhängen. Wenn dieser Botenstoff nicht ausreichend zur Verfügung steht, kann es gleichzeitig zu Schlafstörungen und Depressionen kommen. Oft bestehen aber zuerst depressive Verstimmungen, die zu Schlafstörungen führen, die wiederum die Depression verschlimmern. Zum Teil beobachtet man Angstzustände, unter Umständen von Depressionen begleitet.

Auftreten von Depression

Serotonin

In schweren Fällen brechen die „versäumten" Träume ins Wachbewußtsein durch. Das führt anfallsweise zu Tagträumen, Sinnestäuschungen, Verwirrtheit, schlimmstenfalls zu Wahnzuständen wie bei schweren seelisch-geistigen Krankheiten. Die gesamte Persönlichkeit kann sich verändern, manche Patienten müssen sogar stationär in einer psychiatrischen Klinik behandelt werden.

Tagträume, Sinnestäuschungen und Verwirrtheit

Schlafstörungen vermeiden und heilen

Mehrere Faktoren spielen eine Rolle

Bei Schlafstörungen wirken meist mehrere Faktoren zusammen. Die sekundären Ursachen begünstigen Schlafstörungen allgemein, zum Beispiel falsche Ernährung, Bewegungsmangel und psychische Belastungen. Sie schaffen bei vielen Menschen die Grundvoraussetzungen für Schlafprobleme. Primäre Ursachen führen unmittelbar zu gestörtem Schlaf, vor allem falsche Schlafzimmer und Betten oder Krankheiten. Nur eine ganzheitliche Therapie, die alle diese Störfaktoren erfaßt, kann den Schlaf auf Dauer verbessern.

Grundvoraussetzungen des guten Schlafs

Bedingungen für die Basistherapie der Schlafstörungen

Die Basistherapie der Schlafstörungen setzt einige Bedingungen voraus. Im Vordergrund stehen Beachtung des individuellen Schlaf-Wach-Rhythmus, richtige Ernährung, ausreichend Bewegung, Abbau von Streß, Hektik und Reizüberflutung sowie der Belastung durch Sorgen, Probleme und Konflikte. Nicht zuletzt gehört dazu auch noch das richtig ausgewählte Schlafzimmer mit geeigneter Einrichtung und gut ausgestattetem Bett. Bestehende Krankheiten müssen bei Bedarf gezielt behandelt werden.

Individuellen Schlaf-Wach-Rhythmus beachten

Bei der Mehrzahl der Menschen stimmt der Schlaf-Wach-Rhythmus ungefährt mit den äußeren Ansprüchen überein. Sie werden gegen 22/23 Uhr müde und erwachen morgens gegen 6/7 Uhr ausreichend erholt. Manche weichen davon erheblich ab, werden vielleicht bereits gegen 21 Uhr oder erst gegen 24 Uhr (und später) müde, erwachen morgens möglicherweise schon gegen 5 Uhr oder erst nach 8/9 Uhr. Das hängt auch davon ab, wieviel Schlaf man persönlich benötigt, um gut regeneriert aufzustehen.

Üblicher Schlaf-Wach-Rhythmus

Abweichungen vom individuellen Schlaf-Wach-Rhythmus führen nicht unbedingt zu Schlafstörungen. Wenn äußere Umstände es erfordern, kann man durchaus 1–2 Stunden davon abgehen, nach kurzer Gewöhnung stellt sich der Rhythmus meist um.

Abweichungen führen nicht unbedingt zu Schlafstörungen

Nur wenigen Menschen gelingt das nicht optimal, sie leiden deshalb unter Schlafstörungen. Weicht man dagegen mehr als 2 Stunden vom persönlichen Schlaf-Wach-Rhythmus ab, kann die Anpassung scheinbar gelingen, man schläft problemlos ein und durch und erwacht zur richtigen Zeit. Dieser Schlaf bleibt aber oberflächlicher und weniger erholsam. Deshalb sollte man versuchen, dem natürlichen Schlaf-Wach-Rhythmus so weit wie möglich zu folgen, notfalls nicht weiter als 2 Stunden davon abzuweichen.

Mehr als 2 Stunden Abweichung

Den individuellen Biorhythmus kann man im Schlaflabor oder durch Selbstbeobachtung ermitteln. Die Selbstdiagnose fällt leicht: „Vergessen" Sie die üblichen Schlafgewohnheiten, abends warten Sie ab, bis Sie sich müde fühlen, morgens stehen Sie nicht mit dem Wecker auf, sondern erst, wenn Sie von selbst erwachen. In den ersten Tagen wird meist noch kein individueller Schlaf-Wach-Rhythmus erkennbar. Wahrscheinlich werden Sie zunächst zu unterschiedlichen Zeiten müde und wach. Sobald sich der persönliche Biorhythmus eingependelt hat, stellen Sie aber fest, daß Müdigkeit und Erwachen sich immer ungefähr um die gleiche Zeit einstellen.

Individueller Biorhythmus

Umsetzung im Alltag

Nachdem Sie so den persönlichen Schlaf-Wach-Rhythmus erkannt haben, prüfen Sie nach, ob Sie ihm im Alltag einigermaßen folgen. Weichen Ihre Schlafgewohnheiten zu stark von der „inneren Uhr" ab, sollten Sie überlegen, ob und wie sich das ändern läßt. Bei den Freizeitaktivitäten gelingt das meist einfach, am Arbeitsplatz läßt sich oft die Gleitzeitregelung nutzen, um rhythmusgerechter schlafen zu können. Allerdings wird es nicht immer gelingen, dem individuellen Rhythmus genau zu folgen. Vor allem Nachtmenschen, Schicht- und Nachtarbeiter tun sich schwer damit. Aber bis zu einem gewissen Grad ist es meist doch möglich, zumindest näher an den eigenen Rhythmus zu gelangen. Das führt häufig zu besserem Schlaf.

Richtige Ernährungsweise

Es gibt keine Schlafdiät

Eine spezielle „Schlafdiät" gibt es zwar nicht, trotzdem kann man über die Ernährung Einfluß auf die Schlafqualität nehmen. Dazu gibt es Grundregeln, die sich an der Vollwertkost orientieren, und spezielle Maßnahmen, die den Schlaf gezielt verbessern können.

Allgemeine Grundregeln

Vollwertige Ernährung schafft mehrere Voraussetzungen für besseren Schlaf, insbesondere belastet sie Verdauung und Stoffwechsel nicht übermäßig und führt alle Vitalstoffe, die unter anderem für Nervensystem und Seelenleben wichtig sind, ausreichend zu. Kurz die Grundsätze dieser Kost:

Kalorien

- Die Kalorienzufuhr darf den Bedarf (Verbrauch) nicht überschreiten, sonst entsteht unweigerlich Übergewicht, das indirekt (etwa durch behinderte Atmung) den Schlaf stören kann.

Kohlenhydrate

- Im Mittelpunkt der Kost stehen Kohlenhydrate, die Energie und Vitalstoffe liefern. Denaturierte Nahrungsmittel (wie Zucker, Süßigkeiten, Weißmehlprodukte), die überwiegend „leere" Kalori-

70

en, aber kaum noch Vitalstoffe enthalten, meidet man weitgehend. Der Bedarf wird hauptsächlich durch Obst, Gemüse, Kartoffeln, Vollreis, Back- und Teigwaren aus vollem Korn gedeckt. Davon soll mindestens 1/3 täglich in Form „lebendiger" Rohkost verzehrt werden, die alle Bestandteile so naturbelassen wie möglich enthält.

* Der Eiweißbedarf liegt längst nicht so hoch, wie lange angenommen wurde, und kann nicht nur durch Fleisch-Pflanzen-Mischkost, sondern auch vegetarisch gedeckt werden. Er beträgt ungefähr 0,6–0,7 g Eiweiß je kg Körpergewicht am Tag, bei stärkerer Beanspruchung etwas mehr. Die Eiweißversorgung erfolgt vorwiegend durch gesäuerte Milchprodukte, Kartoffeln, Hülsenfrüchte und mäßig Eier, Fleischprodukte können 2- bis 3mal wöchentlich als Beilage verzehrt werden. Entscheidend ist nie die Eiweißwertigkeit einzelner Lebensmittel, sondern die Kombination miteinander. So stehen zum Beispiel Kartoffeln oder Weizen mit Ei vor Fleischwaren mit Kartoffeln.

Eiweißbedarf

* Die Fettzufuhr liegt in der üblichen Kost mit 100–130 g (oder mehr) am Tag viel zu hoch. So viel geballte Energie kann der wenig beanspruchte Körper nicht verbrauchen, das überschüssige Fett wird gespeichert und führt zu Übergewicht. Bei normaler körperlicher Beanspruchung genügen täglich etwa 60 g Fette, vermindert um 15–20 g bereits „versteckt" in den Lebensmitteln vorhandenes Fett, so daß als Koch- und Streichfett nur 40–45 g bleiben. Lediglich bei stärkerer körperlicher Beanspruchung kann sich der Fettbedarf bis auf etwa 80/90 g täglich erhöhen.

Fettzufuhr

Es kommt aber nicht allein auf die Fettmenge, sondern auch auf die Art der Fett an. In der üblichen Kost überwiegen tierische Fette, die hauptsächlich gesättigte und einfach ungesättigte Fettsäuren enthalten. In der Vollwertkost bevorzugt man pflanzliche Fette mit hohem Anteil an hochungesättigten Fettsäuren, die vitaminartig wirken und unter anderem zur Vorbeugung hoher Cholesterin-

40–45 g Fett pro Tag

Pflanzliche Fette mit hochungesättigten Fettsäuren

71

werte und Arteriosklerose beitragen. Die kaltge-preßten pflanzlichen Öle und damit hergestellte Streich- und Kochfette sollen 2/3 der gesamten Fettzufuhr ausmachen, den Rest kann man durch Butter decken (sie ist nicht so schädlich, wie lange behauptet).

Getränke
- Ausreichende Zufuhr von Getränken (1,5–2 l täglich) schwemmt Schlacken und Giftstoffe aus. Zu geringe Flüssigkeitszufuhr kann unter anderem Verwirrtheits- und Schwächezustände, Verschlak-kung der Gewebe mit Rheuma, Herz-Kreislauf-Störungen und Nierensteine begünstigen. Deshalb darf man sich nicht allein auf das unsichere Durstgefühl verlassen, sondern achtet bewußt darauf, daß genügend getrunken wird.

Mineralwasser, Säfte und Kräutertee

Alkohol

In erster Linie deckt man den Bedarf durch koch-salz- und nitratarme (darüber gibt die Analyse auf dem Etikett Auskunft) Mineralwässer, naturbelas-sene Obst- und Gemüsesäfte, Kräutertee, mäßig Kaffee oder Schwarztee. Auch Alkohol ist für Gesunde erlaubt, aber nicht mehr als 1/2 l Bier oder 1/4 l Wein am Tag.

Nach diesen einfachen Grundsätzen kann eine vollwertige, wohlschmeckende Ernährung zusammengestellt werden, die den Körper günstig beeinflußt, vor vielen Krankheiten schützt und indirekt Schlafstörungen vorbeugt.

Schlaffördernde Nahrungsmittel

Die Erforschung beruhigender und schlaffördernder Wirkungen einzelner Lebensmittel steht erst am Anfang. Es scheint, daß vor allem naturbelassene Rohkost die Ruhe und Entspannung begünstigt. Interessant ist zum Beispiel Endiviensalat, dessen Bitterstoffe vermutlich den Schlaf verbessern, und Hafer, der bei längerem Gebrauch das Nervensystem stabilisiert und harmonisiert.

Endiviensalat Hafer

Mäßig Eiweiß beim Abendessen

Grundsätzlich gilt, daß ein Abendessen mit mäßig Eiweiß, aber reichlich Kohlenhydraten den Schlaf verbessert. Das erklärt sich aus der Bedeutung von

Tryptophan für die Produktion von Serotonin. Eiweiß- *Tryptophan und*
reiche Mahlzeiten enthalten zwar mehr Tryptophan, *Serotonin*
aber auch mehr andere Aminosäuren, es kommt zu
einer „Konkurrenz" zwischen den verschiedenen
Eiweißbausteinen. Letztlich führt das dazu, daß weniger Tryptophan als bei eiweißarmer Kost aufgenommen wird. Die reichlichere Zufuhr von Kohlenhydraten hingegen scheint die Aufnahme von Tryptophan
zu begünstigen, es entsteht mehr des „Schlafhormons"
Serotonin. Darauf beruht zum Beispiel auch die
schlaffördernde Wirkung von 1 Glas Milch mit Ho- *Milch mit Honig*
nig, das zu den altbewährten Hausmitteln bei Schlafstörungen gehört.

Es empfiehlt sich freilich, nicht nur beim Abendbrot
auf viel Eiweiß zu verzichten, sondern auch bei den
anderen Mahlzeiten. Im Eiweißstoffwechsel entste- *Eiweißstoffwechsel*
hen nämlich Säuren als Endprodukte, die bei zu reich-
lichem Eiweißverzehr den ganzen Körper übersäu-
ern. Das führt unter Umständen zu Nervosität, Gereiztheit, Angstzuständen und Schlafstörungen. Deshalb vermindert man die Eiweißzufuhr insgesamt, wie
bei den allgemeinen Grundregeln der Vollwertkost
bereits erklärt wurde.

Schließlich muß man berücksichtigen, daß ein reich- *Zu reichliches*
liches, schwer verdauliches, zu spät verzehrtes Abend- *Abendessen*
brot den Schlaf fast zwangsläufig behindert. Das *behindert den*
Abendessen muß leicht sein und soll nicht mehr als *Schlaf*
20 % des gesamten Kalorien-Tagesbedarfs enthalten.
Außerdem soll es möglichst nicht nach 19 Uhr verzehrt werden.

Ausreichend Bewegung

Das regelmäßige Bewegungsprogramm gehört zu den *Unabdingbare*
unabdingbaren Voraussetzungen für guten Schlaf, *Voraussetzung für*
denn es sorgt für ausreichende körperliche Ermüdung. *guten Schlaf*
Im allgemeinen ist man heute durch Streß, Hektik und
Reizüberflutung des Alltags am Abend zwar geistig-
psychisch müde, körperlich aber noch leistungsfähig.
Diese schlafstörende Energie wird beim Training ver-

braucht. Es darf aber nicht so intensiv durchgeführt werden, daß man danach todmüde ins Bett fällt und morgens mit kräftigem Muskelkater aufwacht. Das sind Zeichen der Überforderung, die vermieden werden muß.

Richtiges Training

Nach richtig absolviertem Training fühlt man sich angenehm entspannt, muß sich aber nicht gleich zu Bett legen. Wenn man später schlafen geht, spürt man die körperliche Ermüdung, schläft rascher ein, und der Schlaf wird tiefer, fester und erholsamer.

Fachliche Untersuchung

Diese günstigen Wirkungen sollten auch eingefleischte „Bewegungsmuffel" motivieren, mit dem Training zu beginnen. Zuvor empfiehlt sich eine fachliche Untersuchung, denn der lange nicht mehr richtig beanspruchte Körper ist nicht sofort in der Lage, ausgiebig zu trainieren. Im Einzelfall sind Einschränkungen und Vorsichtsmaßnahmen zu beachten, die sich aus der Untersuchung ergeben.

Tägliche Gymnastik

Tägliche Gymnastik bildet die Grundlage des Bewegungsprogramms. Sie wird 2mal am Tag absolviert, am besten nach dem Aufstehen und vor dem Schlafengehen. Ungeübte trainieren anfangs nicht länger als 3–5 Minuten. Im Lauf der Zeit bessert sich das Leistungsvermögen, die Übungszeit wird allmählich auf 2mal 10 Minuten erhöht. Das genügt zum Dauertraining, kann aber noch gesteigert werden.

Alle großen Muskelgruppen müssen trainiert werden

Die Übungen wählt man aus einem Gymnastikbuch aus, besser erlernt man sie aber unter fachlicher Anleitung in einer Gymnastikgruppe. Damit der gesamte Körper beansprucht wird, müssen alle großen Muskelgruppen trainiert werden. Unverzichtbar sind deshalb Übungen für Arme, Beine, Rücken- und Bauchmuskulatur. Aus diesen 4 Übungsgruppen stellt man ein individuell angemessenes und ansprechendes Trainingsprogramm zusammen. Die einmal ausgewählten Übungen müssen natürlich nicht ständig beibehalten werden, im Lauf der Zeit können sie durch entsprechende andere ersetzt werden, damit das Training nicht langweilig wird.

Gymnastik allein genügt allenfalls für kranke und alte Menschen als Bewegungsprogramm. Alle anderen ergänzen sie durch mindestens 3mal wöchentlich Sport. Untrainierte beginnen je nach Leistungsfähigkeit mit 10–15 Minuten. Sobald sich das Leistungsvermögen bessert, steigert man allmählich auf 3- bis 4mal wöchentlich 30 Minuten Sport. Das genügt als Dauerprogramm oder kann verlängert werden, wenn man Spaß daran findet.

Mindestens 3mal wöchentlich Sport

Das richtige Training muß mindestens 1/7– 1/5 der gesamten Muskulatur beanspruchen. Das erreicht man immer durch Sportarten, bei denen man mit den Beinen arbeitet. Ungeeignet sind Wettkampf- und Kraftsportarten mit kurzer hoher Kraftentfaltung (wie Gewichtheben), das Gesundheitstraining soll die körperliche Ausdauer steigern.

Ungeeignete Sportarten

Am besten gelingt das durch Gehen in flottem Tempo, Jogging, Radfahren, Schwimmen, Rasensportarten wie Fußball, Handball und Basketball, Tennis und Golf. Die Auswahl der Sportarten richtet sich nach den persönlichen Vorlieben. Man kann auch mehrere Sportarten betreiben oder im Lauf der Zeit immer wieder einmal auf eine andere umsteigen, damit das Training nicht zur langweiligen Routine wird.

Geeignete Sportarten

Sport beansprucht Muskeln und Gelenke wesentlich stärker als Gymnastik. Deshalb soll die Technik möglichst unter fachlicher Anleitung (Lauftreff, Sportclub) erlernt werden. Zwar kann man sich das richtige Training auch aus einschlägiger Literatur aneignen, aber das fällt erfahrungsgemäß viel schwerer.

Technik unter fachlicher Anleitung erlernen

Überforderung kann beim Sport schneller als bei Gymnastik eintreten. Davor schützt die Pulskontrolle, die anzeigt, wie stark man sich anstrengt. Als optimal gilt für Gesunde (Kranke fragen den Therapeuten) ein Puls um 170–180 pro Minute minus Lebensalter. Das wird dem individuellen Leistungsvermögen gerecht und verhütet Überanstrengung. Ein 20jähriger sollte beim Training zum Beispiel auf 150–160 Pulsschläge kommen, während für einen 50jährigen 120–130 Schläge pro Minute optimal sind.

Pulskontrolle

Optimaler Puls

Der Puls wird während des Trainings in kurzen Pausen immer wieder am Handgelenk oder an der Halsschlagader kontrolliert. Mittlerweile gibt es auch elektronische Pulsmesser, die man einfach über einen Finger stülpt; sie vereinfachen die Pulskontrolle während des Trainings erheblich.

Unzuverlässige Faustregel

Nicht ganz so zuverlässig wie die Pulsmessung, aber in der Praxis doch nützlich ist die Faustregel, daß man sich beim richtigen Training noch mühelos unterhalten können muß. Wer so außer Atem gerät, daß eine Unterhaltung nicht mehr möglich wäre, befindet sich im Risikobereich und muß die Anstrengung reduzieren.

Zunahme der Tiefschlafphasen

Das Bewegungsprogramm wird allmählich zur guten Gewohnheit, die man nicht mehr missen möchte. Der Schlaf bessert sich in der Regel bald, vor allem Tiefschlafphasen nehmen zu. Außerdem wirkt sich regelmäßige Bewegung auf die Gesundheit insgesamt und auf das Seelenleben günstig aus. So ergaben wissenschaftliche Untersuchungen unter anderem, daß Sport bei Depressionen und Angstzuständen gut hilft.

Abbau von Streß, Hektik und Reizüberflutung

Wer am Tag unter „Hochspannung" steht, kann abends nicht einfach abschalten und gut schlafen. Anspannung, Gereiztheit und Nervosität klingen nur langsam ab und stören vor allem das Einschlafen, oft aber auch Durchschlafen und Schlaftiefe.

Unzulängliche Erholung im Schlaf

Die unzulängliche Erholung im Schlaf führt dazu, daß man noch stärker unter Streß, Hektik und Reizüberflutung leidet, was wiederum die Schlafstörungen verschlimmert. So baut sich ein Teufelskreis auf, der oft genug mit einer ernsteren Krankheit (wie Herzinfarkt) endet. Eine Flucht vor den Belastungen ist weder sinnvoll noch möglich.

Überforderung normalisieren

Das Ziel kann nur darin bestehen, die Überforderung zu normalisieren, damit sie Schlaf und Gesundheit nicht länger gefährdet. Wer das einsieht und ernsthaft bereit ist, einen Teil seiner Lasten, Pflichten, Aufgaben und Funktionen aufzugeben, findet dazu praktisch immer Gelegenheit. Viel negativen Streß schafft man sich nämlich selbst, wenn man zum Beispiel zu viele Aufgaben und Pflichten übernimmt oder unproduktive Konflikte mit anderen nicht löst.

Hektik entsteht fast zwangsläufig durch zu viele Aufgaben, aber auch in der Freizeit und im Urlaub, wenn man möglichst viel zu erleben versucht. Dann wird die freie Zeit selbst zum hohen Streß, man entspannt und erholt sich nicht. Auch die Reizüberflutung ist zum Teil „hausgemacht" und läßt sich nur durch aktives Handeln verringern. Das ergibt sich immer aus den individuellen Lebensumständen.

Wir können uns den ungünstigen Belastungen des modernen Alltags nicht mehr entziehen. Aber wir sind eigenverantwortlich in der Lage, bis zu einem gewissen Grad zu kontrollieren, was wir an Reizen aufnehmen, wie stark wir uns unter Hektik und Zeitdruck setzen lassen. Wer das nicht aus eigener Kraft und Einsicht schafft, kann professionelle Hilfe in Anspruch nehmen; Seminare zum Streß- und Zeitmanagement werden heute auch an vielen Volkshochschulen angeboten.

Immer hilfreich sind Entspannungsübungen (wie autogenes Training), mit denen man auch unter hohem Streß in Minutenschnelle abschalten und tief entspannen kann. Danach ist die Anspannung deutlich reduziert, man kann sich erholt wieder den Aufgaben des Alltags stellen.

Auch Konflikte gehören im weiteren Sinne zu den Streßfaktoren. Bei uns ist die „Streitkultur" noch unterentwickelt, deshalb leiden viele Menschen unter solchen Differenzen mit anderen, verdrängen sie um einer künstlichen Harmonie willen oder geben ihre eigenen Standpunkte vorschnell auf. Dabei stecken in jedem Konflikt viele Chancen, wenn er von allen Beteiligten angenommen und gemeinsam bewältigt wird. Das setzt voraus, daß in der Streitphase alle gleichberechtigt ihre Meinungen vortragen und begründen. Anschließend sucht man gemeinsam nach einer Lösung, die der Sache und den Bedürfnissen der Konfliktpartner gerecht wird.

Manchmal schließt man sich vielleicht einem ande-

Kompromiß im Konflikt

ren Beteiligten an, weil seine Lösung optimal erscheint. Oft endet ein Konflikt aber mit einem Kompromiß, in dem alle Vorschläge und Bedürfnisse so gut wie möglich und der Sache dienlich berücksichtigt werden. Dabei darf es keine „Sieger" und „Verlierer" geben, ein guter Kompromiß zeichnet sich dadurch aus, daß alle zufrieden damit leben können.

Richtiges Schlafzimmer und Bett

Wichtige Rolle für die Qualität des Schlafs

Manche Menschen können fast überall schlafen, bei den meisten spielen aber das gut ausgestattete Schlafzimmer und Bett eine wichtige Rolle für die Qualität des Schlafs. Weiter vorne zeigten wir bereits auf, welche Einflüsse im Schlafzimmer den Schlaf behindern können (s. ab S. 40). Für besseren Schlaf ist es einfach notwendig, alle dort genannten ungünstigen Faktoren auszuschließen.

Anforderungen an den Schlafraum

Grundvoraussetzungen

Das Schlafzimmer soll vor allem ruhig gelegen und gut zu belüften sein. Auf diese beiden Grundvoraussetzungen des guten Schlafs muß man bei der Einrichtung der Wohnung besonders achten.

Ausreichend Ruhe

Ausreichend Ruhe gewährleisten am ehesten Schlafräume, die nicht an der Straßenfront des Hauses, sondern an der Rück-/Gartenseite liegen. Hier wird man am wenigsten durch Straßenlärm gestört, und auch für die Belüftung ist es günstiger, wenn bei geöffnetem Fenster nicht reichlich Abgase eindringen.

Schallschutzfenster sind keine Alternative

Schallschutzfenster sind keine Alternative zur richtigen Lage des Schlafzimmers. Zwar halten sie den Lärm gut ab, ausreichende Belüftung ist aber unmöglich, denn sobald man die Fenster öffnet, dringen Lärm und Schadstoffe ein. An das gesündere Schlafen bei offenem oder gekipptem Fenster ist unter solchen Umständen nicht zu denken.

Wenn es nicht gelingt, einen ruhigen, gut belüftbaren Raum in der Wohnung als Schlafzimmer zu finden, empfiehlt sich oft ein neues Domizil. Man gewöhnt sich nie an den Lärm; selbst wenn er nach einiger Zeit den Schlaf nicht mehr unterbricht, vermindert er doch die Schlaftiefe.

Die Einrichtung des Schlafzimmers soll natürlich dem persönlichen Geschmack entsprechen, obwohl man sie im Schlaf nicht sieht. Ehe man einschläft, nimmt man den Schlafraum als letzten Eindruck mit in den Schlaf. Indirekt spielt es also doch eine Rolle, ob das Schlafzimmer behaglich oder ungemütlich eingerichtet ist. Jeder muß den Stil finden, der ihm Wohlbefinden und Geborgenheit vermittelt.

Einrichtung nach persönlichem Geschmack

Allgemein gilt, daß die Einrichtung aus gut verträglichen, möglichst nicht chemisch behandelten Materialien bestehen soll. Das betrifft nicht nur die Möbel, sondern auch Teppiche, Gardinen, Tapeten und Farben. Naturstoffe aus dem seriösen Fachhandel eignen sich am besten für den Schlafraum, zum Beispiel unbehandelte Massivholzmöbel, Teppiche und Gardinen aus Naturstoffen.

Gut verträgliche Materialien

Lassen Sie sich ausführlich beraten und stellen Sie gezielt Fragen, etwa nach Herkunft und Verarbeitung der Einrichtungsobjekte.

Beratung ist wichtig

Über geeignete Farben im Schlafzimmer berichteten wir weiter vorne bereits. Schlaffördernd wirken vor allem beruhigende Blautöne, noch stärker Violett, das aber nicht jedermanns Geschmack entspricht. Die Farben müssen aus schadstoffarmen Materialien bestehen, sonst gasen unter Umständen lange Zeit Chemikalien ins Schlafzimmer aus.

Geeignete Farben

Gut ausgestattetes Bett

Wichtigstes Einrichtungsteil im Schlafzimmer ist das Bett. Sein Gestell soll aus chemisch nicht behandeltem Massivholz bestehen. Ob Paare ein Doppelbett oder 2 getrennte Einzelbetten verwenden, hängt vor allem davon ab, wie gut ihre Schlafgewohnheiten über-

Wichtigstes Einrichtungsteil

Einzelbetten

einstimmen. Zum Teil ist es sinnvoll, Einzelbetten zu verwenden, in denen man sich gegenseitig nicht behindert. Bei Schnarchen muß sogar erwogen werden, in getrennten Räumen zu schlafen.

Holzrahmen mit Holzlatten als Rost

Als Rost, auf dem die Matratze ruht, eignet sich aus heutiger Sicht nur ein Holzrahmen mit Holzlatten. Nur diese Konstruktion gewährleistet eine optimale Lagerung vom Nacken bis zum Steißbein, die Verspannungen und Wirbel-Bandscheiben-Schäden gut vorbeugt. Die dünnen Latten können elastisch in Kunststoffkappen gelagert sein, das vermeidet störende Geräusche bei Bewegungen im Bett. Natürlich soll auch beim Rost das Holz nicht chemisch behandelt sein.

Matratze

Mindestens ebenso wichtig ist die Matratze, mit der man im Schlaf in engen Kontakt kommt. Zwischen

Matratzenschoner

Lattenrost und Matratze empfiehlt sich ein Matratzenschoner aus Filz, der nach unten isoliert und die Unterseite der Matratze schützt.

Der beste Rost nützt wenig, wenn nicht auch die Matratze die Wirbelsäule vom Nacken bis zum Steißbein in einer geraden Linie abstützt. Bei einer zu weichen oder alten Matratze hängt die Wirbelsäule durch, abgesehen von Schlafstörungen führt das auch bald zu Wirbel- und Bandscheibenschäden. Die früher

Harte Matratzen sind nicht mehr "in"

meist empfohlenen harten Matratzen gelten heute allerdings auch nicht mehr als optimal, weil der Körper darin nicht federnd einsinkt. Man muß Matratzen unterschiedlicher Härte ausprobieren, ehe man die individuell genau passende findet.

Durchgehende Matratze im Doppelbett kann problematisch sein

Besonders problematisch kann ein Doppelbett mit durchgehender Matratze werden, wenn das Körpergewicht der beiden Schläfer stärker voneinander abweicht. Dann sinkt der schwerere Partner zu tief in eine Matratze ein, die sich für den leichteren gut eignet, oder der leichtere liegt auf einer zu harten Matratze, die dem schwereren angemessen ist. In solchen Fällen sollten 2 einzelne Matratzen ins Bett gelegt werden, die jeweils den persönlichen Bedürfnissen entsprechen; durch einen Reißverschluß lassen sie sich miteinander verbinden.

Eine gute Matratze kann einen Schaumstoff, Latex-

oder Federkern enthalten. Manche Menschen lehnen Schaumstoffe ab, von den heute für Matratzen gebräuchlichen Materialien muß man aber keine ungünstigen Wirkungen befürchten. Naturlatex eignet sich ebenfalls, allerdings kann es zu Geruchsbelästigungen kommen. Dem Federkern sagt man nach, daß er den Körper besser als Latex oder Schaumstoff abstützt und länger haltbar ist. Das trifft heute so pauschal nicht mehr zu, es gibt auch schlechte Federkernmatratzen. Empfindliche Menchen vertragen die Metallfedern nicht so gut, auch das muß vor dem Kauf ausprobiert werden. *Matratzenkern*

Für besonders gesundheitsbewußte Menschen gibt es inzwischen Matratzen aus verschiedenen Naturstoffen, wie Stroh und Dinkel. Bei guter Verarbeitung eignen sie sich gut, wobei insbesondere hervorzuheben ist, daß diese Materialien chemisch unbehandelt bleiben. Allerdings berichten Benutzer, daß es häufiger zum Ungezieferbefall kommt, möglicherweise ein Nachteil der „Naturmatratzen". Umgekehrt gilt aber natürlich, daß Schutz vor Ungeziefer nur durch chemische Stoffe möglich ist, die immer ein Risiko darstellen. Die Entscheidung zwischen den beiden Übeln muß jeder für sich selbst treffen. *Stroh und Dinkel*

Das Bettzeug besteht aus Laken, Kissen und Oberbett. Die Laken und Bezüge sind aus Leinen, Seide oder wärmendem Biberstoff. Sie sollten möglichst nicht chemisch vorbehandelt sein, aber das erkennt man von außen natürlich nicht. Vorsorglich sollen neu gekaufte Laken und Bezüge deshalb ein- oder mehrmals gewaschen werden, um chemische Rückstände so weit wie möglich zu entfernen. *Laken und Bezüge*

Optimale Lagerung von Kopf, Nacken und Schultern erfordert ein richtiges Kopfkissen. Die üblichen Kissen erfüllen diese Funktionen unzulänglich, was oft zu Kopf-, Nacken- und Schulterschmerzen beim Erwachen führt. Als Alternative empfehlen sich spezielle Kissen mit Kunststoffkern, in dem sich eine Kuhle zur Lagerung des Kopfs und ein Wulst zur Abstützung des Nackens befindet. Wer Kunststoffe ablehnt, erhält solche Kissen auch mit anderen Füllungen. *Kopfkissen*

Alternative

81

Notfalls kann das übliche Kissen mit einer Nacken-
rolle kombiniert werden, aber das bietet keine optimale Lösung.

Oberbetten

Die heute gebräuchlichen Oberbetten sind relativ flach
und leicht, wärmen aber mindestens so gut wie die
früheren schweren „Federungetüme", unter denen man
schier erstickte. Sie enthalten entweder Daunen oder
Hohlfasern aus Kunststoff. Im allgemeinen werden

Kunststoffüllungen

Kunststoffüllungen gut vertragen; man kann sie selbst
waschen, ein Vorteil vor allem bei Allergien. Daunen
vertragen Allergiker zum Teil nicht, sie können sogar
einen Asthmaanfall provozieren. Steppnähte untertei-
len das Oberbett in Quadrate oder Karos, damit die
Füllung nicht verrutscht und einzelne Körperpartien
nicht ausreichend isoliert werden.

Das Bett und seine Ausstattung sind eine „Wissenschaft für sich". Deshalb empfiehlt sich die
Beratung beim Fachhändler, der für natürliche
Alternativen zu herkömmlichen Betten aufge-
schlossen sein muß. Letztlich kommt es darauf
an, daß man sich im Bett wohl und geborgen fühlt,
gut schläft und erholt erwacht.

Günstiges Elektroklima

*Entscheidet mit über
die Qualität des
Schlafs*

Das Elektroklima im Schlafzimmer entscheidet oft
maßgeblich mit über die Qualität des Schlafs. Ungünstige Bedingungen stören vor allem den Schlaf-Wach-
Rhythmus, das vegetative Nervensystem, zum Teil
auch das Gehirn. Der „Elektrosmog" läßt sich aber
vermindern, insbesondere durch Netzfreischalter und
abgeschirmte Leitungen.

Netzfreischalter

Netzfreischalter werden vom Fachmann im Siche-
rungskasten eingebaut. Sie schalten Stromkreise, aus
denen gerade keine Elektrizität entnommen wird, automatisch ab, dann strahlen keine Wechselfelder mehr
ab. Lediglich eine unbedenkliche geringe Gleichstrom-
Prüfschaltung bleibt bestehen. Sobald wieder ein
Stromverbraucher eingeschaltet wird, steht die Elektrizität sofort zur Verfügung.

Der Netzfreischalter kann für die gesamte Wohnung eingebaut werden, zumindest aber für Schlafzimmer und angrenzende Räume. Für Dauerverbraucher (wie Kühlschrank, Tiefkühltruhe, Heizung, Klingelanlage) kann ein gesonderter Stromkreis installiert werden, der nicht freigeschaltet wird. Das ist allerdings mit höherem Aufwand verbunden und schmälert die Wirkung.

Dauerverbraucher

Netzfreischalter wirken aber nur, wenn kein Strom verbraucht wird, in der übrigen Zeit ist man den Wechselfeldern doch ausgesetzt. Deshalb empfehlen sich zusätzlich speziell abgeschirmte Leitungen, die auch nachträglich installiert werden können. Die Abschirmung in einzelnen Räumen nützt oft wenig, weil Wechselfelder aus angrenzenden Zimmern eindringen können; besser läßt man in der gesamten Wohnung abgeschirmte Leitungen verlegen.

Abgeschirmte Leitungen

Die Abschirmung erfolgt durch Umhüllung stromführender Adern mit geerdetem Metall oder Drahtgeflecht. Wie ein Faradaykäfig verhindert das die Abstrahlung von Wechselfeldern. Die Abschirmung muß sich aber auch auf Schalter, Steck- und Verbindungsdosen erstrecken, sonst unterbricht man den Schutz. Stromzähler und Sicherungen sollen sich in einem abschirmenden Stahlkasten befinden. Optimal wird der Schutz, wenn auch die stromzuführenden Leitungen größerer Elektrogeräte (wie Kühlschrank, Tiefkühltruhe) gegen abgeschirmte Kabel ausgetauscht werden.

Umhüllung stromführender Adern

Speziell für das Schlafzimmer gilt noch die Empfehlung, darin möglichst wenig elektrische Geräte aufzustellen. Schon der elektrische Radiowecker kann bei empfindlichen Menschen den Schlaf stören, noch mehr natürlich größere Verbraucher wie Fernsehgerät oder Stereoanlage. Den Radiowecker kann man gegen einen mechanischen austauschen; wer das nicht will, achtet zumindest darauf, daß sich der Körper (vor allem Kopf) mindestens 1,5 m vom Elektrowecker entfernt befindet. Die anderen Elektrogeräte verbannt man möglichst alle aus dem Schlafraum.

Wenig elektrische Geräte im Schlafzimmer

Radiowecker

Wenn Elektroleitungen noch über Putz liegen, strah-

Unterputzleitungen

len sie verstärkt Wechselfelder ab. Zumindest im Schlafzimmer sollte man sie deshalb unter Putz legen lassen. Die Betten stellt man möglichst so, daß sie sich 1–1,5 m von Unterputzleitungen oder 1,5–2 m von Leitungen über Putz entfernt befinden, mit der Entfernung nimmt nämlich die schädliche Wirkung des „Elektrosmogs" ab.

Ionengehalt der Raumluft

Ferner muß der Ionengehalt der Raumluft berücksichtigt werden. Als ideal gelten Verhältnisse, wie sie bei einer stabilen Schönwetterlage in der Natur herrschen. In den Räumen liegt der Ionengehalt meist viel zu hoch.

Im Schlafzimmer auf synthetische Materialien verzichten

Abhilfe schafft man, indem man zumindest im Schlafzimmer weitgehend auf synthetische Materialien verzichtet. Ungünstige Baustoffe und Installationen kann man freilich kaum verändern. Bei Bedarf empfiehlt sich ein elektroklimatisches Gerät, das den idealen Schönwetter-Ionengehalt herstellt; diese Apparate sind oft mit Luftreinigern verbunden. Vor dem Kauf lassen Sie sich im Fachhandel beraten, im Zweifel befragen Sie den Therapeuten oder einen Baubiologen.

Abschirmung von Erdstrahlen

Geopathogene Reize

Der Einfluß geopathogener Reize auf Körper und Seelenleben wird offiziell nicht anerkannt. Das erklärt sich nicht daraus, daß solche Phänomene widerlegt wären, man ignoriert sie einfach.

Scheinen durch Hartbaustoffe verstärkt zu werden

Leider lassen sie sich nicht so einfach wie elektrische Felder abschirmen. Es scheint sogar, daß sie durch heute gebräuchliche Hartbaustoffe (wie Beton, Zement, Kies, Stahl) verstärkt werden. Wenn beispielsweise die Decken aus solchen Materialien bestehen, streut die geopathogene Strahlung von Stockwerk zu Stockwerk breiter, ihre möglichen schädlichen Wirkungen verschlimmern sich dadurch. Natürliche Baustoffe (vor allem Holz) dagegen scheinen in der Lage, die geopathogenen Reize abzuschwächen.

Reize durch Holz abschwächen

Nun können wir zwar nicht alle in Holzhäuser umziehen, aber zum Beispiel versuchen, die Reize abzuschwächen, indem Holz, Kork, Filz und ähnliche natürliche Materialien zum Innenausbau oder zur Re-

novierung verwendet werden. Das soll mit einem Baubiologen abgestimmt werden.

Auch die Untersuchung der Wohnung durch einen seriösen „Rutengänger" kann sinnvoll sein, um festzu-
stellen, ob und wo die Wohnung geopathogen belastet ist. Danach können etwa die Betten und andere
Möbel (Sessel, Couch, Stühle), die man häufig längere Zeit benützt, aus den Zonen entfernt werden. Die
einfache Möbelumstellung wirkt manchmal erstaunlich gut und schnell.

Fraglich ist hingegen der Wert von Geräten, die geopathogene Strahlung „abschirmen" sollen. Da werden zum Beispiel Antennen oder spezielle Betteinlagen
angeboten, deren Nutzen kaum nachvollziehbar erscheint. Wenn man sich bei ihrem Gebrauch tatsächlich besser fühlt, erklärt sich das oft nur aus dem Glauben daran, an der geopathogenen Belastung ändert
sich häufig nichts. Deshalb verwendet man derartige
„Hilfsmittel" allenfalls nach Rücksprache mit dem
Therapeuten, oft kann man sich den Kauf aber spa-
ren.

Untersuchung durch Rutengänger

Abschirmgeräte sind meist wertlos

Ausheilung körperlicher und psychischer Krankheiten

Wenn Schlafstörungen symptomatisch als Folge einer Erkrankung bestehen, nützt es wenig, nur den
Schlaf zu beeinflussen. Das mag durch stärkere Arzneimittel wohl gelingen, aber damit unterdrückt man
lediglich Symptome; die krankhaften Ursachen der
Schlafstörung werden nicht erfaßt.

Es nützt wenig, nur den Schlaf zu beeinflussen

Bei unklaren Schlafstörungen, die nicht offensichtlich auf Verhaltensfehlern oder Mängeln des
Schlafzimmers und seiner Ausstattung beruhen,
soll vorsorglich von einer krankhaften Ursache
ausgegangen werden. Es kann sich um eine körperliche oder psychische Krankheit handeln, oder
auch eine psychosomatische; das muß sorgfältig
diagnostiziert werden.

**Therapie richtet sich
nach dem Befund**

**Bei körperlichen
Krankheiten hilft
Homöopathie**

*Andere Naturheil-
verfahren*

**Bei psychosomati-
schen Krankheiten
muß durch seelische
Heilverfahren
ergänzt werden**

**Behandlung
psychischer Störun-
gen**

Psychotherapie

Nach dem Befund der Untersuchung richtet sich die weitere Therapie. Sie kann hier nicht für alle einzelnen Krankheiten angegeben werden, ohnehin bleibt sie fachlicher Verordnung vorbehalten. Bei körperlichen Krankheiten mit Schmerzen, Fieber, hirnorganischen Veränderungen, Herz-Kreislauf-Störungen, Schlafapnoe und anderen Erkrankungen der Atmungsorgane eignen sich in erster Linie homöopathische Heilmittel, die individuell je nach Krankheitsbild ausgewählt werden müssen. Viele Krankheiten lassen sich durch Homöopathie erfolgreich und ohne Nebenwirkungen behandeln.

Aber auch andere Naturheilverfahren kommen je nach Einzelfall in Frage. Zu nennen sind vor allem noch Pflanzenheilkunde, Enzym-, Neuraltherapie, Akupunktur, Aktivierung des Immunsystems, Sanierung der Darmflora und Ausschaltung chronischer Krankheitsherde. Der Therapeut wird die individuell angemessene Behandlung verordnen und bei Bedarf dem Krankheitsverlauf anpassen.

Bei psychosomatischen Krankheiten versagen oft die bei rein organischen Erkrankungen bewährten Heilmittel, da sie nicht die psychischen Faktoren erfassen. Deshalb muß die körperliche Therapie durch seelische Heilverfahren ergänzt werden, angefangen bei Selbsthilfe durch Entspannung, Autosuggestion und Meditation bis hin zur fachlichen Psychotherapie. Wenn die seelischen Einflüsse überwunden werden, können auch die körperlichen Funktionsstörungen ausheilen.

Bei psychischen Störungen mit Krankheitswert, wie ernstere Depressionen und Angstzustände, richtet sich die Therapie danach, wie schwer die psychische Gesundheit beeinträchtigt ist. In einfacheren Fällen können Entspannung, Autosuggestion und Meditation zur Selbsthilfe das psychische Befinden bald bessern. Bei ausgeprägten seelischen Problemen dagegen geht an der fachlichen Psychotherapie meist kein Weg vorbei. Sie kann geraume Zeit in Anspruch nehmen und führt nicht immer zum Erfolg, aber versuchen sollte man eine solche Behandlung. Auf längere Sicht wirkt sie besser als alle Psychopharmaka.

Andere Ursachen der Schlafstörungen, die sich nicht eindeutig den bisherigen Krankheiten zuordnen lassen, werden ebenfalls gezielt nach fachlicher Verordnung behandelt. Naturheilverfahren leisten dabei oft gute Dienste.

Sobald die krankhaften Ursachen bewältigt wurden, sollte sich der Schlaf normalisieren.

Aber auch bei völlig Gesunden kommt es ab und zu vorübergehend zu Schlafstörungen. Man darf ihnen keine besondere Bedeutung beimessen, sonst entwickelt sich oft Angst, die wiederum die Schlafstörungen verschlimmert. Wer autogenes Training mit Autosuggestion oder eine ähnliche Technik beherrscht, überwindet Störungen des Schlafs in der Regel schnell.

Schlafstörungen bei völlig Gesunden

Arzneimittel gegen Schlafstörungen

Nichtmedikamentöse Schlafhilfen, die wir später vorstellen, wirken oft nicht so schnell und zuverlässig wie Arzneimittel. Wer je eine schlaflose Nacht durchlitten hat, kann unschwer nachvollziehen, wie quälend dieser Zustand meist empfunden wird. Da erscheint ein Schlafmittel vielen als das geringere Übel. Grundsätzlich bestehen keine Bedenken gegen pflanzliche und homöopathische Medikamente, Bachblüten und Aromatherapie. Auch Melatonin und Serotonin-Vorstufen gehören zu den natürlichen Schlafhilfen, sollten aber fachlich verordnet werden. Selbst chemische Schlafmittel können im Einzelfall einmal angezeigt sein.

Ein Schlafmittel erscheint vielen als das geringere Übel

> Die medikamentöse Therapie der Schlafstörungen soll sich stets an den individuellen Bedürfnissen orientieren. Angezeigt ist, was dem Betroffenen am besten hilft und am wenigsten schadet.

Chemische Schlafmittel für den Notfall

Barbiturate und Benzodiazepine

Sedativa

Tranquilizer

Richtige Dosis

Dauer der Anwendung

Nicht länger als 2 Wochen

Heute steht eine Vielzahl chemischer Schlafmittel zur Verfügung. Die wichtigsten beruhen auf den Wirkstoffgruppen der Barbiturate und Benzodiazepine, von denen sich die einzelnen Wirkstoffe ableiten.

Sedativa wirken dämpfend auf das Nervensystem und die Großhirnrinde, schirmen gegen Reize ab und verringern so Nervosität, Unruhe, Erregtheit, zum Teil auch Angstzustände. Die heute überwiegend verordneten Benzodiazepine gehören zu den *Tranquilizern*, die in niedriger Dosis am Tag beruhigen, in höherer Dosierung als Schlafmittel wirken. Ihr Vorteil im Vergleich zu den eigentlichen Schlafmitteln (Barbiturate) besteht darin, daß sie den Traumschlaf nicht behindern und das Suchtrisiko bei korrekter Anwendung relativ gering bleibt. Vor allem dürfen sie nicht falsch dosiert und/oder zu lang eingenommen werden. Es gibt keine allgemeine Regel zur Dosierung, richtig ist stets die geringste Dosis, die zur erwünschten Wirkung führt.

Auch die Dauer der Anwendung kann nicht pauschal angegeben werden. Bei gelegentlicher Einnahme eines Tranquilizers besteht praktisch kein Suchtrisiko, auch unerwünschte Nebenwirkungen treten selten auf. Wenn der Therapeut im Einzelfall längere ununterbrochene Anwendung verordnet, sollte möglichst schon nach wenigen Tagen schrittweise die Dosis gesenkt werden. Länger als 2 Wochen gebraucht man Tranquilizer möglichst nicht ununterbrochen. Für den Nutzen einer Therapie, die länger als 8 Wochen dauert, gibt es keine wissenschaftlichen Beweise, sie sollte möglichst unterbleiben.

Die Sucht kann sich bei Tranqilizern übrigens auch entwickeln, wenn die Dosis nicht gesteigert wird, wie es bei anderen potentiellen Suchtmitteln meist der Fall ist. Damit entfällt ein wichtiges Vorwarnzeichen, das noch zum rechtzeitigen Ausstieg aus der „Suchtkarriere" veranlassen könnte.

Die verschiedenen Wirkstoffe aus der Benzodiaze- *Unterschiedliche*
pingruppe wirken unterschiedlich lang. Kurzzeit- *Wirkungsdauer*
Benzodiazepine (wie *Brotizolam, Midazolam, Triazo-*
lam) wirken nur wenige Stunden und eignen sich deshalb am besten bei Einschlafstörungen. Mittellang
wirksame Benzodiazepine (wie *Bromazepam, Lora-*
zepam, Oxazepam) wirken länger als 6 Stunden, kommen also bei Durchschlafstörungen, oberflächlicher
Schlaftiefe und zu frühem Erwachen in Frage.
Langzeit-Benzodiazepine (wie *Clobazam, Diazepam,*
Medazepam) wirken länger als 24 Stunden und sind
nur angebracht, wenn nicht nur Schlafstörungen behandelt, sondern auch am Tag beruhigende Wirkungen erzielt werden sollen.
Die mittellang bis lang wirksamen Tranquilizer hin-
terlassen nach dem Erwachen oft den Hang-over mit *Hang-over mit*
Müdigkeit wie nach einer durchwachten Nacht. *Müdigkeit*
Schlafmittel im engeren Sinn bezeichnet man als *Hyp-*
notika. Die früher häufig gebrauchten Brom- und *Hypnotika*
Harnstoffverbindungen, Chloralhydrat, Paraldehyd
und Methaqualon sind heute nicht mehr üblich.
Einige Bedeutung gewann das eigentlich gegen Aller-
gien eingesetzte Antihistaminikum *Diphenhydra-min.* *Diphenhydramin*
Da zu seinen Nebenwirkungen oft Müdigkeit gehört,
eignet es sich bedingt als relativ gut verträgliches
Schlafmittel Die Wirkung stellt aber nicht immer zufrieden, unter Umständen erzeugt es gar paradoxe Erregungszustände. Trotzdem wird Diphenhy-dramin,
teils kombiniert mit schlaffördernden Heilpflanzen,
häufiger als Schlafmittel zur Selbsthilfe gebraucht (es
steht nicht unter Rezeptpflicht). Gegen die gelegent-
liche Einnahme bestehen keine grundsätzlichen Bedenken, sofern es gut vertragen wird.
Die wichtigsten Hypnotika enthalten heute *Barbitu-* *Barbiturate*
rate. Im Vergleich zu Tranquilizern haben sie aber
viel an Bedeutung eingebüßt, denn sie stören den zur
Erholung wichtigen Traumschlaf. Deshalb schläft man
nach Einnahme zwar ungestört, erwacht aber weniger gut erholt. Hinzu kommt das relativ hohe Sucht-
potential, bereits nach kurzer Einnahme kann die
Abhängigkeit beginnen. Ein Suchtrisiko wird für 30–

Barbiturate sollten heute nicht mehr verwendet werden

75 % der Patienten angegeben. Aus diesen Gründen sollten Barbiturate heute möglichst nicht mehr als Schlafmittel verwendet werden. Nur wenn Tranquilizer einmal nicht angezeigt sind, kann die vorübergehende Anwendung vertretbar erscheinen. Sie muß sofort abgebrochen werden, wenn der Zwang zur Dosissteigerung als Warnzeichen der Sucht einsetzt.

Einschlaf- und Durchschlafmittel

Nach der Wirkungsdauer unterscheidet man bei den Barbituraten die 3–4 Stunden wirksamen Einschlafmittel und die 6–8 Stunden anhaltenden Durchschlafmittel. Erstere gibt man bei Einschlafstörungen, aber nicht zu früh am Abend, weil sonst ihre Wirkung vorzeitig nachlassen kann. Durchschlafmittel eignen sich bei nächtlichem Erwachen, oberflächlichem Schlaf und vorzeitigem Aufwachen am Morgen. Sie dürfen nicht zu spät am Abend verabreicht werden, weil sie sonst zum Hang-over am Tag führen.

Antidepressiva

Wenn Schlafstörungen mit Depressionen in Beziehung stehen, können *Antidepressiva* die „zerhackte" Architektur des Schlafs korrigieren. Allerdings helfen sie nur etwa 50–60 % der Patienten ausreichend. Ein Suchtrisiko besteht nicht, aber es können erhebliche Nebenwirkungen auftreten, z. B. Herzrhythmusstörungen, Blutdrucksenkung, fieberartige Überwärmung des Körpers, Unruhe, Erregungszustände und Zittern. Deshalb bleiben sie ernsteren Depressionen vorbehalten.

Erhebliche Nebenwirkungen

Wirkung

Die antidepressive Wirkung der Arzneimittel erklärt sich daraus, daß sie in die für Stimmung und Schlaf-Wach-Rhythmus wichtigen Neurotransmitter Serotonin und Noradrenalin eingreifen. Störungen dieser Botenstoffe gelten als biochemische Grundursachen von Depressionen. Die Medikamente regen die Freisetzung der Neurotransmitter an und hemmen ihren Abbau, so daß sich die Konzentration im Nervensystem erhöht. Auf diese Weise wirken sie stimmungsaufhellend, antriebssteigernd und lindern zum Teil auch die mit Depressionen verbundenen Angstzustände.

Serotonin und Noradrenalin

Nach den Wirkstoffen und der Wirkungsweise unterscheidet man folgende Arzneimittelgruppen:

- *Amitriptylin-Typ* mit mäßiger Stimmungsaufhellung und ohne Antriebssteigerung, dafür aber stärker angstlösender Wirkung; dieser Wirkstoff eignet sich vor allem bei Depressionen mit Angst, Unruhe und Erregtheit.

- *Desipramin-Typ* mit guter Stimmungsaufhellung, aber mäßiger Antriebssteigerung, der zum Beispiel bei Suizidgefährdung angezeigt ist (stärkere Antriebssteigerung könnte den Suizidversuch begünstigen).

- *Imipramin-Typ* mit der stärksten Stimmungsaufhellung, aber Antriebsdämpfung in der ersten Zeit, um Suizidversuchen vorzubeugen.

- *Monoaminooxidase-(kurz Mao-)hemmer,* die vorwiegend antriebssteigernd wirken, heute aber seltener verordnet werden.

Arzneimittelgruppen

Die unterschiedlichen Schwerpunkte der Wirkung von Antidepressiva ermöglichen eine „maßgeschneiderte" Therapie, die dem individuellen Verlauf der Depression gerecht wird.

Als Alternativen zu chemischen Antidepressiva empfehlen sich Serotonin-Vorstufen und die Heilpflanze Johanniskraut.

Serotonin Johanniskraut

Bei Depressionen im Winter durch Lichtmangel, die auf Antidepressiva nur unzulänglich ansprechen, setzt man heute vermehrt die Photo-(Licht-)therapie ein. Sie geht davon aus, daß Lichtmangel im Herbst und Winter die Ausschüttung von Melatonin aus der Zirbeldrüse steigert, was zu Depressionen führen kann (unter Umständen wirkt Melatonin aber auch antidepressiv). Zur Therapie führt man in solchen Fällen täglich Bestrahlungen mit Licht durch, das dem Spektrum des natürlichen Tageslichts entspricht und ungefähr so intensiv wie an einem sonnigen Frühsommertag ist. Der vermehrte Lichteinfall normalisiert die Ausschüttung von Melatonin wieder, meist klingen die Depressionen dadurch bald ab. Die Therapie muß aber während der gesamten lichtarmen Jahreszeit regelmäßig durchgeführt werden, sonst kommt es zum Rückfall.

Phototherapie im Winter

Pflanzliche Schlafhilfen

Da Schlafstörungen die Menschen zu allen Zeiten plagten, kennt die Volksmedizin seit langem schlaffördernde Heilpflanzen. Als wichtigste bei leichteren bis mittelschweren Schlafstörungen gelten Baldrian und Hopfen, zum Teil ergänzt durch andere Heilkräuter; bei Depressionen gibt man zusätzlich Johanniskraut.

Baldrian

Baldrian enthält Wirkstoffe, die das vegetative Nervensystem harmonisieren, zum Teil aber auch unmittelbar auf die Großhirnrinde wirken. Die schlaffördernde Wirkung steht aufgrund wissenschaftlicher Untersuchungen außer Frage. Auch bei Nervosität, Unruhe, Angst-, Erregungszuständen, psychosomatischen Störungen und ergänzend bei Depressionen kann Baldrian verabreicht werden.

Ausreichend hohe Dosierung

Die Wirkung hängt von ausreichend hoher Dosierung ab. Da Baldriantee die Wirkstoffe in schwankender Menge enthält, eignet er sich allenfalls bei leichten Schlafstörungen. Wirksamer ist die genauer dosierbare Baldriantinktur, am besten gebraucht man aber fertige Kapseln und Tabletten, die Baldrian mit standardisiertem (stets gleichbleibendem) Wirkstoffgehalt enthalten. Deshalb lassen sie sich präzis dosieren und wirken am zuverlässigsten.

Hopfen

In Drüsenschuppen und weiblichen Blüten des *Hopfens* befinden sich vor allem beruhigende Bitterstoffe, die auf andere Weise als Baldrian bei Nervosität, Schlafstörungen, Unruhe und Erregungszuständen helfen. Auch die östrogenähnlichen Bestandteile des Hopfens können zur Beruhigung und Entspannung beitragen, insbesondere bei Beschwerden, die mit hormonellen Störungen in Beziehung stehen (wie Schlafstörungen in den Wechseljahren).

Dosierung

Auch für Hopfen gilt, daß er ausreichend hoch dosiert werden muß. Bevorzugt gebraucht man deshalb fertige Zubereitungen mit standardisiertem Wirkstoffgehalt, der Tee mit schwankendem Wirkstoffanteil eignet sich allenfalls bei leichten Schlafstörungen. Oft werden Hopfen und Baldrian in Fertigarzneimitteln kombiniert, dann ergänzen und verstärken sie sich in ihrer Wirksamkeit.

Durch Baldrian und Hopfen lassen sich die meisten Schlafstörungen ausreichend behandeln. Suchtrisiko besteht auch bei längerem Gebrauch nicht, Nebenwirkungen treten selten auf, meist bei zu hoher Dosierung. Überdosiert erzeugt Baldrian vor allem Kopfschmerzen, Verdauungsbeschwerden und Übelkeit, Hopfen führt zur „Hopfenpflückerkrankheit" mit Schläfrigkeit, Hautreizungen und bei Frauen (wegen der östrogenartigen Wirkstoffe) Menstruationsstörungen.

Kein Suchtrisiko

Wenn Baldrian und Hopfen nicht zufriedenstellend wirken oder eine verstärkte Wirkung notwendig ist, ergänzt man sie durch andere Heilpflanzen oder gibt diese als Alternative. Geeignet sind vor allem noch kalifornischer Mohn, Passionsblume, Rauschpfeffer, Lavendel, Melisse und bei Depressionen das Johanniskraut.

Eschscholzia californica, der kalifornische Mohn, gehört zur gleichen Familie wie opiumhaltiger Schlafmohn, aber es befinden sich keine Opiate darin. Deshalb kann er zur Selbsthilfe verwendet werden, meist kombiniert mit anderen schlaffördernden Heilpflanzen. Er beruhigt und begünstigt den Schlaf, außerdem hilft er oft bei Nervenschmerzen, Krämpfen und Koliken. Grundsätzlich verabreicht man fertige Zubereitungen nach Gebrauchsanweisung.

Kalifornischer Mohn

Passiflora incarnata, die Passionsblume, wird meist kombiniert mit anderen Heilpflanzen zur Beruhigung am Tag und als mildes Schlafmittel verwendet. Die beruhigende Wirkung tritt recht zuverlässig ein, als Schlafhilfe ist eine höhere Dosierung notwendig. Aus den Früchten werden übrigens wohlschmeckende Säfte gewonnen, die aber kaum beruhigend und schlaffördernd wirken.

Passionsblume

Rauschpfeffer (Kawa-Kawa, Piper methysticum) wird von den Eingeborenen der Südsee seit langem als leichtes Rauschmittel verwendet. Inzwischen verabreicht man die Heilpflanze auch bei uns vermehrt gegen Nervosität, Angstzustände und Schlafstörungen. Die

Rauschpfeffer

Wirkung fällt meist gut aus, ein Suchtrisiko besteht nach bisherigem Wissen nicht. Trotzdem soll Rauschpfeffer nach fachlicher Verordnung in fertiger Zubereitung angewendet werden.

Lavendel

Lavendel beruhigt mild bei Nervosität und kann so indirekt den Schlaf begünstigen. Allein genügt die Heilpflanze aber oft nicht als Schlafhilfe, deshalb befindet sie sich meist in Fertigarzneimitteln mit anderen Kräutern.

Melisse

Melisse enthält als Hauptwirkstoff ein zitronenähnlich duftendes Öl, das gegen Nervosität, Unruhe, Schlafstörungen, psychosomatische Herz- und Verdauungsbeschwerden, nervöse Kopfschmerzen und Menstruationsstörungen wirkt. Allein durch Melisse können oft nur leichtere Schlafstörungen beeinflußt werden, häufiger befindet sich die Heilpflanze deshalb in Fertigarzneimitteln mit anderen schlaffördernden Kräutern. Besonders bekannt ist der „Melissengeist", ein altbewährtes Hausmittel. Wegen des relativ hohen Alkoholgehalts eignet er sich aber nicht für alle Menschen, vor allem „trockene" Alkoholiker und Leberkranke müssen darauf verzichten.

Johanniskraut

Johanniskraut gilt als wirksamstes pflanzliches Antidepressivum. Sein roter Farbstoff Hypericin greift zum Teil direkt in die Neurotransmitter-Funktionen im Gehirn ein, die für Stimmung und Schlaf-Wach-Rhythmus zuständig sind. Darüber hinaus beeinflußt das Kraut auch das vegetative Nervensystem günstig. In wissenschaftlichen Untersuchungen erwies es sich als ähnlich wirksam wie chemische Tranquilizer, allerdings ohne deren Risiken. Theoretisch kann es zur Überempfindlichkeit der Haut gegen UV-Strahlen kommen, in Tierversuchen beobachtete man unter anderem Hautentzündungen als Folge. Ob das auch für Menschen zutrifft, wird mittlerweile angezweifelt. Vorsorglich sollte man während der Behandlung mit Johanniskraut aber auf Sonnenbäder und UV-Bestrahlungen verzichten.

Johanniskraut wirkt nicht nur bei leichten bis mittelschweren Depressionen und den damit häufig verbundenen Schlafstörungen. Als Phyto-Tranquilizer kann es überdies Nervosität, nervöse Erschöpfung und Abgespanntheit, Erregungszustände, Wetterfühligkeit, Bettnässen, Beschwerden während der Menstruation und Wechseljahre, Konzentrations- und Lernstörungen günstig beeinflussen. Die optimale Wirkung erzielt man nach etwa 30 Tagen. Bei Bedarf kann die Heilpflanze länger oder nach kurzer Pause erneut verabreicht werden. Am besten eignen sich die genau dosierbaren Tropfen und Dragees mit standardisiertem Wirkstoffgehalt.

Phyto-Tranquilizer

Optimale Wirkung nach 30 Tagen

Im Einzelfall gebraucht die Phytotherapie noch andere Heilpflanzen, die zwar nicht immer direkt schlaffördernd wirken, aber die allgemeinen Voraussetzungen für besseren Schlaf schaffen. Dazu gehören zum Beispiel Anis, Fenchel, Honigklee und bei Schlafstörungen durch niedrigen Blutdruck der Rosmarin (er kann allerdings den Schlaf stören, wenn er nach 17 Uhr verabreicht wird).

Andere Heilpflanzen

Besonders hervorzuheben ist außerdem der *Hafer,* dessen Wirkstoffe das Allgemeinbefinden und die Funktionen des Nervensystems günstig beeinflussen. Darüber hinaus wird bei der Verdauung von Hafer eine hormonartige Substanz freigesetzt, die mild anregend und leistungssteigernd wirkt, nervöse Erschöpfung und psychosomatische Funktionsstörungen lindert und das Schlafbedürfnis verringert. Die allgemein ausgleichende Wirkung auf das Nervensystem begünstigt den Schlaf, selbst auf das Gefühlsleben scheint Hafer gut zu wirken. Im Durchschnitt dauert es etwa 3 Monate, bis Hafer optimal hilft.

Hafer

Man kann ihn als fertiges Arzneimittel (auch in homöopathischer Zubereitung) und/oder als Bestandteil der vollwertigen Ernährung (wie Müsli) zur ergänzenden Therapie zuführen.

Individuelle Homöopathie

Während schlaffördernde Heilpflanzen sich überwiegend auch zur Selbsthilfe eignen, bleibt Homöopathie grundsätzlich fachlicher Verordnung vorbehalten.

Die Wirkstoffe, die in der Homöopathie in unterschiedlich starker Verdünnung (Potenz) verwendet werden, zeichnen sich zwar durch gute Verträglichkeit und Wirksamkeit aus, aber das setzt voraus, daß sie individuell richtig ausgewählt wurden.

Wirkungsprinzip der Homöopathie

Das erklärt sich aus dem Wirkungsprinzip der Homöopathie. Sie kennt keine „Gegenmittel", die gegen eine Krankheit gerichtet sind, sondern versucht, die körpereigenen Abwehr- und Selbstheilungsregulationen so zu aktivieren, daß sie die Ursachen einer Erkrankung überwinden. Das setzt eine umfangreiche Diagnostik voraus, die spezielle Kenntnisse erfordert. Im Rahmen der Selbsthilfe läßt sich das praktisch nicht bewältigen, weil die erforderlichen Kenntnisse fehlen.*

Arzneimittelbilder

Sobald das individuelle Krankheitsbild genau erfaßt wurde, vergleicht man es mit den über 2000 bekannten homöopathischen Arzneimittelbildern. Diese beschreiben, wie ein unverdünnter Arzneistoff bei Gesunden wirkt. Die Auswahl des individuell richtigen homöopathischen Mittels erfolgt, indem man den Wirkstoff heraussucht, dessen Arzneimittelbild dem Krankheitsbild des Patienten am meisten entspricht. Dieses Medikament wird in unterschiedlich hoher Verdünnung verabreicht.

Komplex-homöopathie

Es führte zu weit, den theoretischen Unterbau der klassischen Homöopathie noch genauer darzustellen. Als Alternative entstand im Lauf der Zeit die Komplexhomöopathie, die nicht mit genau ermittelten Einzelmitteln arbeitet, sondern mehrere Wirkstoffe kombiniert. Das erhöht die Wahrscheinlichkeit, daß sich auch der individuell „maßgeschneiderte" Wirkstoff darunter befindet. Wenn das nicht der Fall ist, ergänzen und verstärken sich die einzelnen Bestandteile in ihrer Wirksamkeit. Deshalb führt auch die Kornplexhomöopathie oft zu überzeugenden Ergebnissen.

Aus der Vielzahl individuell angemessener Einzelstoffe sollen einige kurz als Beispiele angeführt werden. Der Zusatz D mit einer Zahl gibt jeweils die empfohlene

---

* Näheres hierzu finden Sie im Ratgeber *Klassische Homöopathie – Heilen nach einem bewährten Naturgesetz* von HP Josef Maria Rau, erschienen im gleichen Verlag, ISBN 3-89698-129-3.

Standardverdünnung (Potenz) an, die zur Selbsthilfe verwendet werden soll. Wenn Sie Übereinstimmungen zwischen der Art Ihrer Schlafstörungen und den Eigenschaften eines der folgenden Wirkstoffe erkennen, können Sie ihn versuchsweise einige Zeit verwenden, möglicherweise „paßt" er genau zu Ihren Beschwerden.

- *Castoreum D 6* (aus der Bauchdrüse des Bibers) bei Schlafstörungen durch nervöse Überlastung, Erregungszustände und bei nervöser Erschöpfung.   *Castoreum D 6*

- *Cimicifuga racemosa D 12* (Wanzenkraut) bei nervöser Schlaflosigkeit, insbesondere wenn ein Zusammenhang mit hormonellen Veränderungen (wie Wechseljahre) oder Rheumatismus besteht.   *Cimicifuga racemosa D 12*

- *Cocculus D 12* (Kockelskörner) bei Schlafstörungen auf Reisen sowie gegen die Folgen des Schlafmangels zum Beispiel durch Zeitverschiebung bei Fernreisen.   *Cocculus D 12*

- *Coffea D 4* (Kaffeebohnen), symptomatisch wirksam gegen Schlafstörungen durch Überfunktion des Sympathikus mit Nervosität, Unruhe, Herzklopfen, Blutandrang zum Kopf, ferner bei Schlaflosigkeit durch Kaffee- und Tabakmißbrauch.   *Coffea D 4*

- *Cypripedium pubescens D 4* (Frauenschuh) besonders bei Schlafstörungen von Frauen und Kindern, nach geistiger Überanstrengung und bei nächtlicher Unruhe mit Zuckungen der Glieder.   *Cypripedium pubescens D 4*

- *Passiflora incarnata D 2* (Passionsblume) als Beruhigungs- und Schlafmittel bei Schlafstörungen durch nervöse Unruhe. (Passiflora wird oft unverdünnt als pflanzliches Schlafmittel verabreicht.)   *Passiflora incarnata D 2*

- *Phosphorus D 12* (gelber Phosphor), eines der Hauptmittel bei nervösen Schwäche- und Erschöpfungszuständen mit Schlaflosigkeit; in der Potenz D 15 wird er bei Sympathikusreizung mit Herzklopfen, in D 30 oder D 200 bei Angstzuständen und damit verbundenen Schlafstörungen mit gutem Erfolg angewendet.   *Phosphorus D 12*

- *Zincum valerianicum D 4* (Zinkvalerianat) bei nervöser Schlaflosigkeit, insbesondere bei Einschlafstörungen und „Restless legs".   *Zincum valerianicum D 4*

Diese Beispiele mögen genügen, um die vielseitigen

Anwendungsmöglichkeiten der individuellen Homöopathie zu veranschaulichen. Der Therapeut wird im Einzelfall andere Wirkstoffe verordnen, die dem Krankheitsbild besser entsprechen.

Herstellung der Komplexmittel

Die Komplexmittel werden ähnlich wie andere Fertigarzneimittel zubereitet und unter ihren Handelsnamen in der Apotheke (meist rezeptfrei) vertrieben. Die gegen Schlafstörungen geeigneten Komplexe enthalten auch Wirkstoffe, die oben als Einzelmittel genannt wurden. Darum muß man sich beim Kauf aber nicht kümmern, weil die Kombination verschiedener Wirkstoffe die individuelle Auswahl eines Einzelmittels überflüssig macht. Das Fachpersonal in der Apotheke kennt die gängigen fertigen Komplexmittel und kann beim Kauf qualifiziert beraten.

Bach-Blütentherapie

Edward Bach

Der englische Arzt *Edward Bach* (1880–1936) gelangte im Lauf seiner Forschungsarbeiten zur Überzeugung, daß Erkrankungen hauptsächlich durch innere Konflikte entstehen. Sie treten dann auf, wenn wir „von dem Pfad abweichen, den unsere Seele uns zeigt", also nicht im Einklang mit uns leben. Überwindet man die Konflikte, verschwinden auch die körperlichen Symptome wieder.

Diese Auffassung war zu Bachs Lebzeiten zu revolutionär, als daß sich die offizielle Medizin damit ernsthaft befaßt hätte. Heute kennen wir dank der Forschungen der psychosomatischen Medizin und der neuen Psycho-Neuro-Immunologie die Zusammenhänge zwischen Körper und Seelenleben genauer.

Zusammenhänge zwischen Körper und Seelenleben

Unter dem Elektronenmikroskop wies man zum Beispiel nach, daß Nerven unmittelbar mit Abwehrzellen in Kontakt treten und ihnen Befehle aus dem Gehirn übermitteln. Obwohl dieses Wechselspiel zwischen Körper und Seelenleben, das Bach in seiner Theorie vorwegnahm, nicht mehr angezweifelt werden kann, wendet die offizielle Medizin die Blütentherapie praktisch nicht an, weil man die Wirkungsweise noch nicht genau nachvollziehen kann. Deshalb gilt sie als unbewiesenes Außenseiterverfahren. In der Praxis erweist sie sich aber immer wieder als wirksam.

Erweist sich immer wieder als wirksam

Grundlage der Blütentherapie bildeten Bachs Versuche mit homöopathischen Wirkstoffen. Dabei erkannte er, daß diese noch besser helfen, wenn man sie nicht (wie üblich) nach körperlichen Beschwerden auswählt, sondern nach dem psychischen Zustand des Patienten. In weiteren Experimenten fand er schließlich 38 Blüten, die jeweils einen bestimmten negativen Seelenzustand beeinflussen. So hilft zum Beispiel Eiche bei Verzweiflung nach Mißerfolgen, Espe bei grundlosen Sorgen, Heckenrose bei Resignation und Teilnahmslosigkeit oder Roßkastanie bei beunruhigenden Zwangsgedanken.

Grundlage der Therapie

38 Blüten

Im Verlauf seiner Arbeit gelang es Bach, die einzelnen Blüten ähnlich genau zu charakterisieren, wie das mit homöopathischen Wirkstoffen in den Arzneimittelbildern geschieht.

Genaue Charakterisierung

Die Herstellung der Medikamente aus Blüten mit Hilfe von Alkohol wurde von Bach genau vorgegeben; sie ähnelt der Zubereitung homöopathischer Heilmittel. Wahrscheinlich gilt auch für Bachblüten, daß nicht die stark verdünnten Bestandteile selbst wirken, sondern beim Ansetzen der Blüten in Alkohol „Informationen" in das Medium übergeben. Erst diese sind wohl wirksam, nicht die Inhaltsstoffe der Blüten. Da sich dieser Vorgang auf einer „feinstofflichen" Ebene abspielt, kann er mit den üblichen wissenschaftlichen Vorstellungen nicht erklärt werden.

Herstellung der Medikamente

> Mit Sicherheit ausschließen läßt sich der Vorbehalt, daß die Wirkung nur auf dem Glauben der Patienten daran beruht (was letztlich gleichgültig wäre, wenn die Therapie nur hilft). Ein solcher Placebo-Effekt kann bei Tieren nicht angenommen werden, trotzdem hilft die Blütentherapie auch ihnen.

Wahrscheinlich ahnte Bach, daß seine unkonventionellen Vorstellungen von der Schulmedizin nicht anerkannt werden. Deshalb konzipierte er seine Behand-

Von der Schulmedizin nicht anerkannt

lung ausdrücklich auch zur Selbsthilfe. Dazu gibt es inzwischen genügend einschlägige Literatur. Wenn die individuell passenden Blüten nicht genau zu ermitteln sind, soll die Therapie einleitend fachlich verordnet werden.

Verschiedene Wirkstoffe

Ähnlich wie bei der Homöopathie stehen auch bei der Bach-Blütentherapie verschiedene Wirkstoffe zur Behandlung der gleichen Gesundheitsstörung zur Verfügung. Bei Schlafstörungen eignen sich zum Beispiel folgende gut:

Hilfen bei Schlafstörungen

- *Agrimony* (Odermennig), wenn verdrängte Sorgen und Probleme den Schlaf behindern.
- *Aspen* (Espe) bei Schlafstörungen durch unbegründete Sorgen und negative Erwartungen.
- *Cherry Plum* (Kirschpflaume) gegen Schlafstörungen durch irrationale, nicht zu beherrschende Zwangsgedanken.
- *Elm* (Ulme), wenn zu hohe Verantwortung den Schlaf raubt.
- *Holly* (Stechpalme) für die Menschen, die durch Eifersucht und Mißtrauen (oft unbegründet) im Schlaf gestört werden.
- *Larch* (Lärche) bei Schlafstörungen aus Angst vor Versagen.
- *Red Chestnut* (rote Kastanie), wenn die Sorge um das Wohl anderer den Schlaf behindert.
- *Star of Bethlehem* (goldiger Milchstern) gegen Schlafstörungen nach ungünstigen Nachrichten, Schock und Schreck.
- *Sweet Chestnut* (Edelkastanie) für mutlose, verzweifelte Menschen mit oft starken Schlafstörungen.
- *Walnut* (Walnuß), wenn Schlafstörungen durch Veränderungen im Leben (wie Umzug, neuer Arbeitsplatz, Scheidung) entstehen.
- *White Chestnut* (weiße Kastanie) bei ständigem Gedankendrang und Sorgen, die vor allem das Einschlafen behindern.

Wenn Sie sich in einer der obigen Charakteristiken erkennen, empfiehlt sich ein Versuch mit dem entsprechenden Blütenmittel. Falls Ihr Symptomenbild auf mehrere Blüten hinweist, können diese miteinander kombiniert werden.

Außerdem gibt es bei akuten Schlafstörungen die *Bach-Notfalltropf*en (Rescue Remedy) mit Cherry Plum, Clematis, Impatiens, Rock Rose und Star of Bethlehem. Sie erfassen die im Alltag häufigsten Situationen, die seelische und körperliche Reaktionen provozieren. Auch bei Schlafstörungen, z. B. durch Schock, Schreck, Angst, Mißerfolg, aktuelle Sorgen und Konflikte, helfen sie zum Teil sehr gut. Überdies wird aus praktischer Erfahrung berichtet, daß die Notfalltropfen dem Schnarchen vorbeugen können.

Bach-Notfalltropfen

Am besten hält man „Rescue Remedy" stets vorrätig, damit bei unvorhersehbaren belastenden Ereignissen sofort behandelt werden kann. Hinzu kommen je nach Bedarf die individuell gegen Schlafstörungen angezeigten einzelnen Blütenmittel, die regelmäßig zur Therapie verwendet werden. Die endgültige Ausheilung der Schlafstörungen dauert im allgemeinen einige Zeit, denn die innere Harmonie stellt sich nicht sofort ein.

Stets vorrätig halten

Die Dosierung liegt niedrig, im allgemeinen genügen als Einzeldosis 2–3 Tropfen, die mit einer Pipette direkt auf die Zunge geträufelt werden. Man behält sie einige Zeit im Mund, damit die „feinstofflichen" Informationen bereits über die Mundschleimhaut aufgenommen werden und sofort helfen.

Dosierung

Aromatherapie

Diese Therapie ist seit der Antike gebräuchlich, heute kennt man rund 400 ätherische Öle genau genug, um sie zur Behandlung zu nutzen. Besonders hervorzuheben ist, daß die Wirkstoffe beim Einatmen direkt einen Teil des Gehirns beeinflussen, der als *limbisches System* bezeichnet wird (hier setzen auch chemische Tranquilizer an). Unter anderem wirkt dieses Gehirnareal bei Gefühlen, Stimmungen und Instinktverhalten mit. Nach Inhalation der ätherischen Öle werden die Funktionen des limbischen Systems günstig beeinflußt

Limbisches System

und verändern psychische Vorgänge. Dieses Therapieprinzip bewährt sich meist auch bei Schlafstörungen.

Gut eignen sich Jasmin, Kamille, Lavendel, Majoran, Melisse, Rose, Sandelholz, Ylang-Ylang und Zypresse. Bei Depressionen kann auch Lemongras oder Zitrone angezeigt sein, bei Angstzuständen gibt man noch Fenchel, Thuja, Wacholder oder Wermut. Zu den wichtigsten ätherischen Ölen bei Schlafstörungen gehören:

Wichtigste ätherische Öle

Fenchel
- *Fenchel,* dessen ätherisches Öl das Seelenleben beeinflußt, insbesondere Geborgenheit und psychische Stabilität vermittelt; es hilft oft bei Schlafstörungen durch Unruhe, Unsicherheit und Vereinsamung.

Jasmin
- *Jasmin* eignet sich bei Schlafstörungen durch seine entspannende, vegetativ harmonisierende Wirkung; besonders gut sprechen oft depressiv verursachte Schlafstörungen darauf an.

Kamille
- *Kamille* wirkt als ätherisches Öl beruhigend und harmonisierend auf das Seelenleben, mildert Gereiztheit, Aggressivität und Streitsucht und trägt dazu bei, negative Erfahrungen zu verarbeiten; diese vielseitigen Wirkungen fördern den Schlaf (erfahrungsgemäß auch dann, wenn Baldrian nicht gut genug beruhigt).

Lavendel
- *Lavendel* kommt bei nervösen Schlafstörungen in Frage, unter anderem auch dann, wenn sie mit Kopfschmerzen und Schwindel in Beziehung stehen.

Lemongras
- *Lemongras* erfrischt, belebt, steigert den Antrieb und vertreibt düstere Gedanken, Niedergeschlagenheit und Mutlosigkeit; es wird also vorwiegend bei depressiv verursachten Schlafstörungen eingesetzt.

Majoran
- *Majoran* sorgt vor allem dafür, daß sich gestaute psychische Energie löst und verdrängte Inhalte bewältigt werden; damit kehrt mehr Ruhe, Gelassenheit und Harmonie zurück, Trauer und andere negative Gefühle werden „umgepolt", man schläft wieder besser.

Melisse
- *Melisse* wirkt als ätherisches Öl oft ausgezeichnet

bei Nervosität und Depressionen mit Schlafstörungen, denn sie stellt das innere Gleichgewicht wieder her und fördert die Verarbeitung verdrängter Erfahrungen und Gefühle.

- *Rose* gebraucht man wegen der beruhigenden, ausgleichenden, stimmungsaufhellenden Wirkung, die auch zum besseren Schlaf beiträgt; allerdings kombiniert man das ätherische Öl meist mit anderen, speziell schlaffördernden Ölen.   *Rose*

- *Sandelholz* schätzt die Aromatherapie bei Schlafstörungen, weil es von Sorgen und Problemen entlastet, psychisch stabilisiert und harmonisiert.   *Sandelholz*

- *Thuja* gilt als eines der stärksten Mittel der Aromatherapie bei Unruhe, Überaktivität, Verwirrtheit, Angst- und Erregungszuständen oder hohem Streß; es fördert die Erholung durch vertieften Schlaf und verleiht bald neue Kräfte, um die Anforderungen des Alltags besser zu bewältigen.   *Thuja*

- *Wacholder* zeichnet sich als ätherisches Öl durch psychisch stärkende und stabilisierende, angstlösende Wirkung aus; wenn Schlafstörungen durch Ängste, negative Gedanken, Mutlosigkeit oder belastende Gefühle verursacht werden, kann das Öl bald helfen.   *Wacholder*

- *Wermut* verwendet man in der Aromatherapie, wenn die psychische Energie durch Überforderung deutlich geschwächt und blockiert ist, insbesondere bei Depressionen; das ätherische Öl aktiviert den Strom der Lebensenergie, kräftigt und stabilisiert das Seelenleben und Nervensystem, der gute Schlaf wird begünstigt.   *Wermut*

- *Ylang-Ylang* (Magnoliengewächs aus Indien, Philippinen und Komoren) kann tiefgreifend auf Nervensystem und Seelenleben wirken, insbesondere erzeugt es Vertrauen und Geborgenheit, so daß man abends besser abschalten und einschlafen kann; durch Aktivierung der Lebensenergie wird die Stimmung aufgehellt, deshalb sprechen auch Schlafstörungen bei Depressionen gut darauf an.   *Ylang-Ylang*

- *Zitrone* wirkt ähnlich wie Lemongras erfrischend und belebend auf das Seelenleben, Depressionen   *Zitrone* und damit verbundene Schlafstörungen bessern sich.

Zypresse

- *Zypresse* gilt als nervenstärkend, fördert Selbstvertrauen und Selbstsicherheit, was vor allem bei Schlafstörungen durch Ängste hilfreich ist; Streß und andere Belastungen werden mit Hilfe des Öls wieder besser bewältigt und können den Schlaf nicht länger behindern.

Unvollständige Auswahl

Diese Auswahl ätherischer Öle gegen Schlafstörungen bleibt unvollständig, der Therapeut kann im Einzelfall andere Mittel verordnen. Da sie unmittelbar auf das limbische System wirken, helfen sie zum Teil rasch, insbesondere bei Inhalation durch die Nase.

Einige Zeit bis zur Heilung

Bis zur völligen Heilung der Schlafstörungen vergeht aber meist einige Zeit, denn Seelenleben und Nervensystem stellen sich nicht sofort um.

Aromalampe

Die Anwendung erfolgt oft in einer elektrisch oder mit einer Kerze betriebenen Aromalampe. Durch die Wärme verdampfen die Öle besser und verteilen sich im ganzen Raum, man atmet sie also zwangsläufig ein und erzeugt zugleich ein angenehmes Raumklima. Wenn die Inhalation nicht zufriedenstellend hilft, können die ätherischen Öle zusätzlich oder alternativ wie folgt angewendet werden:

Anwendungsmöglichkeiten

Innerlich

- Innerlich 3mal täglich vor den Mahlzeiten, bei Schlafstörungen zusätzlich 1/2 Stunde vor dem Schlafengehen; es genügen 1–2 Tropfen des ätherischen Öls auf 1 Teelöffel Honig.

Äußerlich

- Äußerlich zur Einreibung mit Öl, das 1- bis 3mal täglich zum Beispiel an Nacken, Schläfen oder Brustkorb über der Herz-Lungen-Gegend angewendet wird. Zum Teil werden die durch Körperwärme aufsteigenden Öle beim Einmassieren eingeatmet.

Badezusatz

- Badezusatz, der bei Schlafstörungen vor allem abends 30 Minuten vor dem Schlafengehen angewendet wird. Da sich ätherische Öle im Wasser nicht lösen, benötigt man einen Emulgator, wie Sahne, Molke oder Honig; im allgemeinen genügen 50 g davon, die mit 7–10 Tropfen des Öls vermischt werden, dann fügt man diesen Zusatz dem etwa 38 °C warmen Badewasser bei, in dem man 15–20 Minuten bleibt. Die Wirkstoffe werden teils durch die Haut aufgenommen, teils verdampfen sie und werden inhaliert. Hinzu kommt die entspannende Wirkung des warmen Wassers, das ebenfalls den Schlaf begünstigt.

Am besten finden Sie durch Versuche selbst heraus, welche Anwendungsformen Ihnen optimal helfen. Es spricht auch nichts dagegen, mehrere Anwendungsarten zu kombinieren, zum Beispiel die innerliche mit der Verdampfung, das kann die Wirkung verstärken. Vorsicht ist geboten bei Neigung zu Allergien, dann sind ätherische Öle zum Teil unverträglich; das muß man ebenfalls selbst herausfinden.

Selbsterfahrungen

Metatonin und Serotonin-Vorstufen

Diese beiden natürlichen Wirkstoffe eignen sich als natürliche Schlafhilfen und Antidepressiva ohne Suchtrisiko. Da sie erheblich in die biochemischen psychischen Vorgänge eingreifen, sollten sie aber nur nach Rücksprache mit dem Therapeuten verwendet werden. Davon abgesehen erhält man sie bei uns ohnehin nicht einfach in der Apotheke zur Selbsthilfe, sondern in der Regel nur auf Rezept.

Natürliche Schlafhilfen ohne Suchtrisiko

Melatonin aus der Zirbeldrüse wird im Körper nach Bedarf aus der Aminosäure Tryptophan produziert. Daraus entsteht zunächst der Neurotransmitter *Serotonin,* der dann zum Ausgangsprodukt von Melatonin umgewandelt wird. Die körpereigene Produktion schwankt im Tagesverlauf und jahreszeitlichen Rhythmus. Lichteinfall vermindert sie, bei Dunkelheit steigt sie stark an. Die vermehrte Produktion des „Schlafhormons" am Abend bereitet normalerweise den Schlaf vor, während der Nacht sorgt es für erholsamen tiefen Schlaf. Da der Körper mit zunehmendem Alter weniger Melatonin herstellt, könnte das den Anstieg von Schlafstörungen bei älteren Menschen erklären.

Melatonin

Serotonin

Vermehrte Produktion am Abend

105

Zu den unerwünschten Wirkungen von Melatonin gehört die Winterdepression, die sich hauptsächlich aus dem Anstieg der Melatoninproduktion bei Lichtmangel von Herbst bis Frühjahr erklärt. Deshalb darf das Hormon nie zur Therapie dieser Depression verabreicht werden, bei anderen Depressionen ist ein Versuch nach fachlicher Zustimmung angezeigt.

Serotonin-Vorstufen gegen Depressionen

Häufiger gebraucht man gegen Depressionen jedoch *Serotonin-Vorstufen*, die gleichzeitig antidepressiv und schlaffördernd wirken.

Melatonin ist die ideale Schlafhilfe

Seit den 80er Jahren erforscht man die Wirkung von Melatonin bei behindertem Schlaf. Heute steht außer Zweifel, daß es bei den meisten Menschen als ideale Schlafhilfe ohne nennenswerte Risiken wirkt, den REM-Schlaf nicht behindert und am Morgen keinen Hang-over hinterläßt.

Nach der Einnahme schläft man gut ein und gelangt in tiefen, erholsamen Schlaf, der nicht unterbrochen wird. Auch vorzeitiges Erwachen am Morgen wird verhindert, weil sich der individuelle Schlaf-Wach-Rhythmus wieder einpendelt. Nach dem Erwachen berichten die meisten Patienten von sehr gutem Allgemeinbefinden, das noch mehrere Stunden anhält. Vor allem „Morgenmuffel" und ihre Mitwelt werden das als sehr positiv bewerten. Besonders deutlich hilft Melatonin beim Jetlag und bei Schlafstörungen der Nacht- und Schichtarbeiter.

Wirkt nur selten nicht zufriedenstellend

Nur selten wirkt das Hormon nicht zufriedenstellend oder stört gar zusätzlich den Schlaf. Die Ursachen dafür lassen sich noch nicht genau erklären, es mag eine abnorme Verschiebung des Schlaf-Wach-Rhythmus vorliegen. Nach praktischer Erfahrung handelt es sich bei den „Therapieversagern" anscheinend oft um Menschen, die überempfindlich gegen Sonnenlicht sind. Da die Melatoninproduktion mit dem Lichteinfall zusammenhängt, mag hier ein ursächlicher Zusammenhang bestehen, der aber noch unklar bleibt. Jedenfalls hilft das „Schlafhormon" etwa 90 % schlafgestörter Menschen.

Selbst bei extremer Überdosierung wurden keinerlei toxische Nebenwirkungen beobachtet. Allerdings sind einige Gegenanzeigen zu beachten (im Zweifel den Therapeuten befragen), und zwar:

Keine Nebenwirkungen

Gegenanzeigen

- *Winterdepressionen*, die wahrscheinlich durch vermehrte Melatoninproduktion entstehen und deshalb durch das Hormon verschlimmert würden.

- *Schwangerschaft* und *Stillzeit*, weil dazu noch keine ausreichenden Erfahrungen vorliegen und Risiken nicht sicher auszuschließen sind.

- Einnahme von *Serotonin-Reuptake-Hemmern*, das sind chemische Arzneimittel, die den Serotoninspiegel und gleichzeitig die Melatoninwerte erhöhen.

- *Allergien, Autoimmunkrankheiten* und *Krebs des Immun-*(vor allem des Lymph-)*systems,* da die grundsätzlich erwünschte Aktivierung der Immunfunktionen dann zu allergischen Reaktionen führen, Autoimmunkrankheiten fördern und die Ausbreitung der Krebskrankheit begünstigen könnte (bei anderen Krebsleiden eignet sich Melatonin aber gut zur Vor- und Nachsorge).

In solchen Fällen muß der Therapeut je nach Einzelfall entscheiden, ob das Hormon doch angezeigt ist, von Selbsthilfe wird dringend abgeraten. Darüber hinaus gilt es zu beachten, daß unerwünschte Wechselwirkungen zwischen Melatonin und manchen Arznei- oder Genußmitteln bekannt sind. Das gilt vor allem für Schmerzmittel mit Azetylsalizylsäure oder Ibuprofen, blutdrucksenkende Betablocker und Kalziumantagonisten, chemische Beruhigungsmittel und einige Antidepressiva.

Keine Selbsthilfe!

Wechselwirkungen mit anderen Arznei- oder Genußmitteln

Die Dosierung erfolgt individuell nach Bedarf. Als Schlafmittel gibt man Melatonin mit bis zu 10 mg täglich; die Einnahme soll kurz vor dem Schlafengehen erfolgen. Auch bei Streß, Aufregung, Konflikten und ähnlichen seelisch-nervösen Belastungen können bis zu 10 mg des Hormons am Tag verabreicht werden. Nacht- und Schichtarbeiter nehmen vor dem Schlafengehen etwa 5 mg Melatonin ein. Beim Jetlag gilt, daß für jede überschrittene Zeitzone 1 mg Mela-

Dosierung

Melatonin beim Jetlag

tonin vor dem Schlafengehen zur Ortszeit eingenommen werden soll.

Serotonin-Vorstufen

Während Melatonin bisher hauptsächlich bei Schlafstörungen eingesetzt wird, nutzt man *Serotonin-Vorstufen* als Schlafmittel und Antidepressiva. Der Neurotransmitter selbst kann nicht als Arzneimittel verwendet werden, er gelangt in dieser Form nicht zum Gehirn. Die einfachste Form der Anwendung besteht in vermehrter Versorgung mit der Aminosäure Tryptophan, die im Körper zunächst in die Zwischenstufe 5-HTP (hydroxy-tryptophan) und dann in 5-HT (hydroxy-tryptamin = Serotonin) umgewandelt wird. Die Zufuhr von Tryptophan mit der Nahrung genügt im allgemeinen nicht, um ernstere Depressionen und Schlafstörungen zufriedenstellend zu beeinflussen. Der Therapeut wird die Aminosäure als Arzneimittel verordnen.

Tryptophan

5-HTP und 5-HT

Verordung durch den Therapeut

5-HTP wirkt besser

Nach neueren Erkenntnissen wirkt aber die Zwischenstufe 5-HTP zum Teil besser als das ursprüngliche Tryptophan, weil diese direkt in Serotonin umgebaut werden kann. Auch 5-HTP soll individuell nach fachlicher Verordnung dosiert werden.

Dosis

Durchschnittlich gibt man 1–4 Tabletten á 50 mg vor dem Schlafengehen.

Nicht bei Schwangerschaft und Stillzeit

Nicht angezeigt ist die Serotonin-Vorstufe während der Schwangerschaft und Stillzeit, weil noch nicht genügend Erfahrungen vorliegen, um mögliche Risiken beurteilen zu können. Werden gleichzeitig andere Antidepressiva oder Schlafmittel eingenommen, muß der Therapeut darauf hingewiesen werden, weil sich 5-HTP nicht immer zur Kombination mit solchen Medikamenten eignet. Insbesondere gilt das für Serotonin-Reuptake-Hemmer (wie *Fluvoxamin),* die den Serotoninwert erhöhen, indem sie die Wiederaufnahme des Neurotransmitters in die Nervenenden hemmen.

Fluvoxamin

Weitere Wirkungen

Tryptophan und 5-HTP zeichnen sich noch durch eine Reihe anderer Wirkungen aus, die noch längst nicht alle genau bekannt sind. Im seelisch-nervösen Bereich sorgt Serotonin vor allem für mehr Ruhe und innere Harmonie, verringert Aggressivität, beugt Suchtverhalten (wie Alkoholmißbrauch, suchtartige Eßstörungen) vor, mildert Angstzustände und senkt bei Depressionen das Suizidrisiko.

Besonders interessant sind die Zusammenhänge zwischen Cholesterin und Serotonin. Bei Patienten, die wegen erhöhter Cholesterinwerte Arzneimittel oder cholesterinarme Diät erhielten, beobachtete man deutliche Zunahme der Aggressivität und Suizidneigung. Genau erklären läßt sich das nicht, wahrscheinlich besteht eine Beziehung zwischen Cholesterin- und Serotoninwerten; die Absenkung des Cholesterins scheint auch die Serotoninkonzentration zu vermindern. Daraus ergibt sich die Empfehlung, bei cholesterinarmer Diät oder Einnahme cholesterinsenkender Arzneimittel vorsorglich Tryptophan- oder 5-HTP-Medikamente einzunehmen, damit man das Risiko von Arteriosklerose und Herzinfarkt nicht vielleicht gegen erhöhte Suizidgefährdung eintauscht.

Cholesterin und Serotonin

Nichtmedikamentöse natürliche Hilfen

Schlafstörungen müssen nicht unbedingt medikamentös behandelt werden, es gibt eine Reihe bewährter Alternativen. Sie helfen oft gut und belasten den Körper nicht unnötig durch Schlafmittel. Ein Versuch lohnt sich, ehe man zum Medikament greift. Größtenteils kommen diese Schlafhilfen auch zur Selbsthilfe in Frage, die bei chronischen Schlafstörungen aber mit dem Therapeuten abgesprochen werden soll.

Bewährte Alternativen

Atemübungen

In den westlichen Industrienationen atmen über 50 % der Bewohner falsch, typisch ist meist die oberflächlich-hektische Kurzatmung. Sie steht in enger Beziehung mit Streß, Hektik und Reizüberflutung des modernen Alltags. Die Fehlatmung führt zu zahlreichen Folgen, wie Funktionsstörungen innerer Organe, Lei-

Kurzatmung

Folgen der Fehlatmung

stungsschwäche, Nervosität, Angstzuständen und depressive Verstimmungen. Durch Verspannung der Muskulatur entsteht überdies hohe psychische Anspannung, die den Schlaf behindert und am Tag zu Nervosität, Unruhe und Gereiztheit beiträgt.

Streß verhindert Normalisierung der Atmung

Der ständige Streß verhindert, daß sich die Atmung normalisiert und Entspannung als Vorbereitung auf den Schlaf eintritt. Selbst in der Nacht, wenn kein Streß mehr einwirkt, kann sich die Atmung häufig nicht mehr normalisieren. Schlimmstenfalls kommt es zur weiter vorne (s. S. 53) beschriebenen Schlafapnoe mit kurzem Atemstillstand und Erwachen.

Ziel der Atemübungen

Atemübungen sollen die gestörte Atmung wieder harmonisieren, dem individuellen Atemrhythmus anpassen. Wenn das nach einiger Zeit gelingt, steht mit der Atemtechnik eine wirksame Hilfe gegen seelisch-nervöse und körperliche Spannungen, die Schlafstörungen erzeugen, zur Verfügung. Da es verschiedene

Atemschulen

„Atemschulen" gibt, muß die individuell am besten geeignete Technik ausgewählt und dann regelmäßig trainiert werden. Es erübrigt sich, hier einzelne Übungen zu beschreiben. Falsche Atemtechnik kann die Fehlatmung oft noch verschlimmern, deshalb bleibt

Erfahrener Therapeut

die Anleitung dem erfahrenen Therapeuten vorbehalten.

Regelmäßige Durchführung

Ohnehin kommt es nicht nur auf die individuell richtige Technik an, sondern vor allem noch auf regelmäßige Durchführung. Die Übungen sollen zur guten Gewohnheit werden, um vielen seelisch-nervösen Störungen vorzubeugen. Wer eine Atemtechnik nach regelmäßigem Training gut genug beherrscht, kann sie praktisch überall unauffällig einsetzen, um sich rasch zu entspannen und zu erholen.

Zur ruhigen Tiefatmung zurückfinden

Das Grundziel besteht darin, zur ruhigen Tiefatmung zurückzufinden. Dazu darf die Atmung aber nicht willentlich beeinflußt werden, das könnte die Fehlatmung verschlimmern. Vielmehr läßt man in entspannter Körperhaltung den Atem einfach kommen und gehen. Das allein harmonisiert allmählich die Atmung und wirkt indirekt auch beruhigend auf Nervensystem und Seelenleben. Am Tag erzielt man auf diese Weise rasche

Beruhigung und Regeneration in Streßsituationen. Abends vor dem Schlafengehen gelangt man mit Hilfe der Atemtechniken bald in Entspannung, die das Einschlafen erleichtert, den Schlaf vertieft, Durchschlafstörungen und zu frühes Erwachen verhindert. Sobald die Tiefatmung zwanglos gelingt, können zusätzlich spezielle Übungen durchgeführt werden. Sie müssen nach fachlicher Anleitung erlernt und dann selbständig fortgeführt werden.

Das regelmäßige Training stellt eine praktische Lebenshilfe in vielen belastenden Situationen dar.

Praktische Lebenshilfe

Akupunktur – Akupressur

Diese asiatischen Heilverfahren beruhen auf der Vorstellung, daß Meridiane den Körper durchziehen und Lebensenergie zu allen Organen und Geweben leiten. Dabei handelt es sich nicht um anatomisch nachweisbare Bahnen, sondern um „feinstoffliche" Energieströmungen, die man nur an ihren Wirkungen erkennt. Auf diesen Bahnen befinden sich zahlreiche Punkte, die Energie konzentrieren, an die Oberfläche leiten oder aus der Umwelt aufnehmen. Sie wurden sicher nachgewiesen, denn über ihnen besteht ein veränderter elektrischer Hautwiderstand.

Meridiane

Krankheiten entstehen aus Sicht der asiatischen Medizin durch Energiefülle oder -leere sowie Stockungen des Energiestroms. Die davon betroffenen Organe und Gewebe reagieren darauf mit Funktionsstörungen und Erkrankungen. Da auch Nervensystem und Seelenleben von der Energieversorgung abhängig sind, verursachen Störungen häufig seelisch-nervöse Beschwerden, z. B. Nervosität und Schlafstörungen.

Krankheiten entstehen durch Störungen der Energie

Die Energieverhältnisse werden durch Untersuchung an den Punkten und mit einer komplizierten Pulsdiagnostik ermittelt. Danach kann eine Therapie eingeleitet werden, die den Energiefluß wieder harmonisiert. Sie erfolgt über die bei der Diagnose festgestellten Punkte. Unter anderem kann dabei die Energie verstärkt, abgeschwächt und umverteilt oder von

Ermittlung der Energieverhältnisse

111

außen eingedrungene Krankheitsenergie wieder aus-
geleitet werden. Dazu wendet man die folgenden beiden klassischen Techniken an:

Akupressur

- *Akupressur* (wahrscheinlich die ursprüngliche
Form der Therapie) mit den Fingerkuppen, die fest
auf die Punkte gelegt werden und durch kreisende
Bewegungen den Energiestrom beeinflussen.

Akupunktur

- *Akupunktur,* bei der man Nadeln aus Gold, Silber
oder Edelstahl in die Punkte sticht, darin dreht und
auf andere Weise manipuliert, damit der Energiefluß harmonisiert wird; auch das Verbrennen von
Kräuterkegeln (Moxa) über den Punkten ist seit
alters gebräuchlich.

Moderne Verfahren

Heute beeinflußt man die Punkte auch noch durch
Elektrizität, Laser oder Licht. Das erspart dem Patienten den Einstich der Nadeln und wirkt zum Teil sogar besser als die traditionelle Behandlung. Die Wirksamkeit wurde in den letzten Jahrzehnten in vielen
wissenschaftlichen Untersuchungen bestätigt.

*Wirksamkeit ist
bestätigt*

*Akupunktur bleibt
dem Therapeuten
vorbehalten
Akupressur zur
Selbsthilfe*

Während die verschiedenen Formen der Akupunktur
dem ausgebildeten Therapeuten vorbehalten bleiben,
eignet sich die einfache Akupressur zur Selbsthilfe
bei Nervosität, Schlafstörungen, leichteren Angstzuständen und Depressionen. Dazu benötigen Sie einschlägige Literatur, die Meridianverläufe und Punkte
darstellt und die Behandlung genau erklärt. Wir können hier lediglich einige Punkte, die sich bei vielen
Menschen zur Selbsthilfe gegen seelisch-nervöse Symptome bewährten, als Beispiele vorstellen. Versuchen
Sie, über diese Punkte Ihre Beschwerden zu lindern.
Wenn das nach etwa 10–15 Anwendungen noch nicht
zufriedenstellend hilft, müssen die individuell richtigen Punkte fachlich ermittelt werden.

*Nervosität ist eine
der häufigsten
Ursachen von
Schlafstörungen*

Nervosität

als eine der häufigsten Ursachen von Schlafstörungen spricht auf Akupressur oft gut an. Sie kann bei
akuter Nervosität, Unruhe und Gereiztheit sofort wirken, bei chronischen Zuständen muß aber meist längere Zeit behandelt werden.

Hauptpunkte

Die beiden Hauptpunkte, in der blumigen asiatischen
Sprache als „Punkte des göttlichen Gleichmuts" be-

zeichnet, befinden sich seitlich außen in den Vertiefungen unter den Kniescheiben; wenn man die Handflächen auf die Knie legt, ruhen die Kuppen der Mittelfinger im allgemeinen genau auf diesen Punkten. Durch kräftig kreisenden Druck mit den Fingerkuppen behandelt man 30–60 Sekunden lang, bei Bedarf in kurzen Abständen wiederholt, bis man sich wieder beruhigt hat.

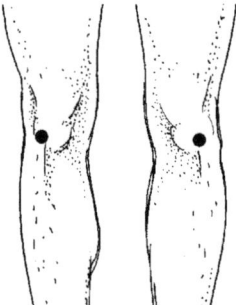

Ein wichtiger Hilfspunkt befindet sich in der Mitte des Nackens am Ende der Schädelbasis (ungefähr in Höhe des Haaransatzes) in einer Vertiefung, die man am besten findet, wenn man den Kopf leicht anhebt. Bei Bedarf behandelt man hier zusätzlich mit kräftig kreisendem Druck 7–15 Sekunden. Das hilft auch, wenn man morgens abgespannt erwacht.

Hilfspunkte

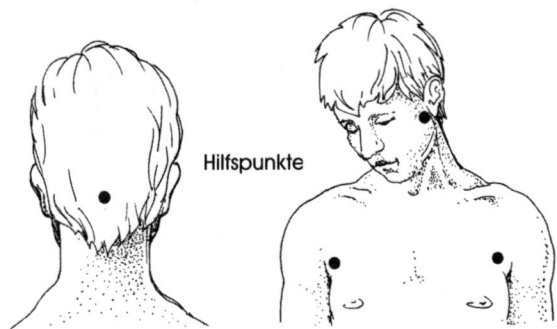

Hilfspunkte

Weitere Hilfspunkte findet man auf der Brust unmittelbar vor den Achselhöhlen in den tastbaren Vertiefungen zwischen Knochen und Muskeln. Hier behandelt man durch mittelstarken Druck 30 Sekunden lang.

113

Schließlich gibt es hinter den Kiefergelenken vor den Ohren Hilfspunkte, die ebenfalls mittelstark 30 Sekunden behandelt werden.

Behandlungsdauer Bei akuter Nervosität, Unruhe und Erregung wendet man die Akupressur in kurzen Abständen mehrmals an. Bei chronischer Nervosität genügt die Behandlung 3mal täglich, aber über längere Zeit.

Schlafstörungen

Spezielle Punkte bei Schlafstörungen sprechen nicht immer ausreichend auf die obige Behandlung der Nervosität an. Dann kann man noch spezielle Punkte beeinflussen. Die wichtigsten befinden sich etwa 2 Fingerbreiten hinter den Ohren in deutlich tastbaren Vertiefungen im Schädelknochen. Sie werden mit mäßigem Druck kreisend 20 Sekunden lang behandelt, bei Bedarf in kurzen Abständen wiederholt.

Hilfspunkt Ein Hilfspunkt liegt in der Mitte der Handflächen. Man findet ihn, indem man den Mittelfinger nach innen zur Handfläche beugt, der Punkt befindet sich dann im allgemeinen genau unter der Fingerkuppe. Zur Behandlung preßt man hier mittelstark 30–60 Sekunden kreisend nach oben Richtung Mittelfinger mit dem Zeigefinger der anderen Hand. Außerdem kann bei Bedarf in der Mitte des Brustbeins ein Hilfspunkt kräftig mit dem Zeigefinger 20–30 Sekunden lang kreisend behandelt werden.

Vor dem Schlafengehen beeinflussen Bei bekannter Neigung zu Schlafstörungen werden diese Punkte vorsorglich vor dem Schlafengehen beeinflußt, bei Bedarf in kurzen Abständen mehrmals hintereinander, bis sich der Schlaf einstellt. Wer normalerweise gut schläft, kann die Punkte bei gelegentlichen akuten Schlafstörungen zur Soforthilfe nutzen. Die bei Nervosität genannten Punktkombinationen eignen sich zur Zusatztherapie, wenn der Schlaf durch Unruhe behindert wird.

Soforthilfe bei akuten Schlafstörungen

Depressionen

werden häufig von Schlafstörungen begleitet und sprechen auf einen Punkt des Meridians „Gouverneur" gut an. Er befindet sich genau unter der Nasenmitte in der Mulde der Oberlippe. Hier behandelt man mit mäßigem Druck 30–60 Sekunden, aber nicht zu häufig, weil sich sonst der Blutdruck unerwünscht erhöhen könnte.

Punkt auf dem Gouverneur-Meridian

Hauptpunkt

Ein Hilfspunkt befindet sich am rechten Oberbauch ungefähr in der Mitte des unteren Rippenbogens. Er wird kräftig kreisend 30 Sekunden lang behandelt. Außerdem kann man am Handgelenk ungefähr dort, wo der Puls getastet wird, einen Punkt finden, der gleichzeitig an beiden Gelenken 30–60 Sekunden mittelstark massiert wird.
Zusätzlich kann man mehrmals hintereinander die Ellbogenfalte von innen nach außen mittelstark behandeln und zum Schluß außen am Nagel des Mittelfingers mehrmals auf und ab reiben.

Hilfspunkte

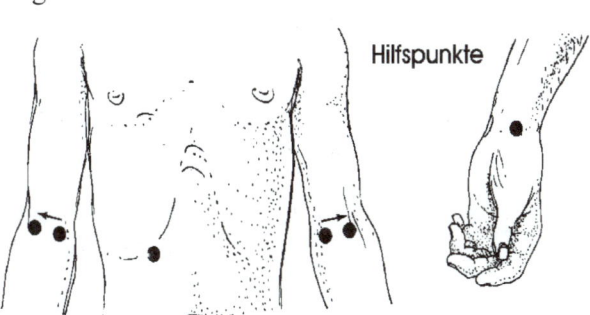

Hilfspunkte

Wenn Depressionen von Angstzuständen und/oder auffälliger Unruhe begleitet werden, behandelt man zusätzlich die Punkte gegen Angst und/oder Nervosität, damit das Krankheitsbild ganzheitlich erfaßt wird.

Angstzustände

Begleiter von Depressionen

verursachen nicht selten Schlaf- und Traumstörungen, zum Teil begleiten sie Depressionen. Sie lassen sich oft gut über die beiden Hauptpunkte genau an der Kinnspitze und am unteren Ende des Brustbeins lindern. Hier behandelt man je 15 Sekunden lang mit kräftigem kreisendem Druck, bei Bedarf in kurzen Abständen wiederholt.

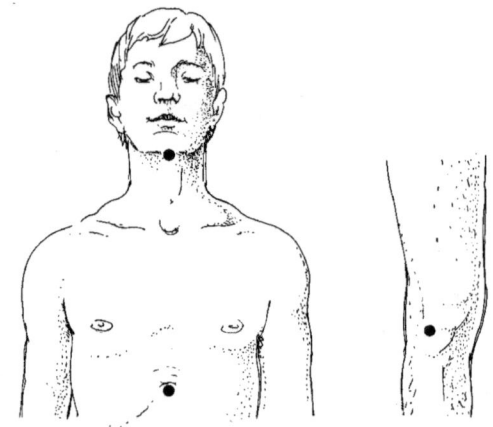

Gleichzeitig werden die bei Nervosität genannten „Punkte des göttlichen Gleichmuts" außen unter den Kniescheiben beeinflußt. Wenn Depressionen bestehen, werden auch die dort genannten Punkte behandelt. Genügt das noch nicht gegen Schlafstörungen, müssen noch die speziellen Hauptpunkte für besseren Schlaf hinter den Ohren massiert werden.

Auch körperliche Ursachen können behandelt werden

Natürlich eignet sich Akupressur auch, um körperliche Ursachen der Schlafstörungen zu therapieren, beispielsweise Herz-Kreislauf-Beschwerden oder Atemstörungen. Es führte jedoch zu weit, hier alle geeigneten Punkte anzugeben, dazu benötigt man entsprechende Literatur. Oft wird die Punktbehandlung in solchen Fällen ohnehin fachlich durchgeführt.

Farbtherapie

Die Lichtwellen verschiedener Länge, die wir als Farben wahrnehmen, stellen eine Form von Energie dar. Die Bestrahlung führt deshalb auf noch nicht genau geklärte Weise zu körperlichen und seelisch-nervösen Reaktionen. Sicher nachgewiesen wurde zum Beispiel die Wirkung der Farben auf Nervensystem und Hormondrüsen. Möglicherweise spielt dabei die Zirbeldrüse mit ihrem weiter vorne schon genannten Hormon Melatonin eine wichtige Rolle.

Körperliche und seelisch-nervöse Reaktionen

Aus Versuchen mit blinden Menschen weiß man, daß Farben auch über die Haut wirksam werden. Manche Therapeuten empfehlen sogar die Bestrahlung von Lebensmitteln und Getränken mit Lichtwellen. Das soll auf noch ungeklärte Weise zur günstigen Veränderung dieser Produkte führen, die eine Farbtherapie gleichsam „von innen" ermöglicht.

Versuche mit Blinden

Die Behandlung mit Farben kann vielseitig eingesetzt werden, denn über Nervensystem und Hormondrüsen lassen sich viele Krankheiten positiv beeinflussen. Im allgemeinen nutzt man die Farbtherapie ergänzend neben anderen Naturheilverfahren, sie läßt sich praktisch mit allen kombinieren. Auch Nervosität, Schlafstörungen und Depressionen sprechen auf Farben meist gut an.

Vielseitige Einsatzmöglichkeiten

Am besten wird die Chromotherapie fachlich angewendet, denn man benötigt dazu spezielle Geräte, deren Anschaffung für den Hausgebrauch zu aufwendig erscheint. Wer aber an chronischen Gesundheitsstörungen (wie dauernde Schlafstörungen) leidet, wird die häusliche Behandlung oft vorziehen. Dann kann nach Rücksprache mit dem Therapeuten ein einfacheres Gerät zur Selbsthilfe angeschafft werden.*

Fachliche Anwendung

Die Durchführung der Farbtherapie richtet sich nach fachlicher Verordnung und Angaben der Gerätehersteller. Die Entfernung zwischen Lichtquelle und Körper soll 10–20 cm betragen, bei der Ganzkörperbestrahlung (je nach Gerätetyp) mehr, damit der ge-

Durchführung

---

* Näheres hierzu finden Sie in dem Ratgeber *Farbtherapien – Die Selbstheilungskräfte aktivieren* von HP Paul Mohr, erschienen im gleichen Verlag, ISBN 3-926955-85-6.

samte Körper erfaßt wird. Für den Hausgebrauch eignen sich meist nur Bestrahlungen von Körperteilen.

Wirkung der Lichtwellen

Die Wirkung der Lichtwellen beschränkt sich nicht auf die bestrahlten Körperregionen, sondern setzt sich in den restlichen Körper fort. Anfangs bestrahlt man

Dauer der Bestrahlung

pro Sitzung nur 15 Minuten lang, nach Bedarf mehrmals am Tag wiederholt. Allmählich kann auf 30–60 Minuten pro Anwendung gesteigert werden. Zwischen 2 Farbbestrahlungen muß aber immer eine Pause von mindestens 1 Stunde liegen.

Blaulicht beruhigt

Die wichtigste Farbe bei Nervosität und Schlafstörungen ist Blaulicht, das durch ein Blaufilter vor der Lichtquelle erzeugt wird. Es beruhigt und harmonisiert das vegetative Nervensystem und begünstigt so

Violett wirkt schlaffördernd

den Schlaf. Noch stärker schlaffördernd wirkt Violett, aber diese Farbe sollte nur nach fachlicher Anweisung verwendet werden, denn nicht alle „vertragen" sie gut.

Dauer der Bestrahlung

Die Blaulichtbestrahlung gegen Nervosität kann 2- bis 4mal täglich je 20–30 Minuten durchgeführt werden, die letzte Anwendung immer vor dem Schlafengehen. Wenn nur Schlafstörungen ohne Nervosität bestehen, genügt die Behandlung am Abend vor dem Schlafengehen für 30–40 Minuten. Am besten wirkt die Ganzkörperbestrahlung, wenn diese nicht möglich ist, können einzelne Körperpartien (vor allem Kopf, Gesicht, Nacken, Brust) bestrahlt werden.

Rotlicht bei Depressionen

Bei Depressionen empfiehlt sich das stimmungsaufhellende und antriebssteigernde rote Licht, das durch ein Rotfilter vor der Lichtquelle entsteht. Die Therapie erfolgt bei Depressionen am besten am ganzen Körper, man kann sich aber auch auf Kopf und Nacken beschränken. Die Ganzkörperbestrahlung führt man 1- bis 2mal täglich je 20 Minuten durch, die Kopf-Nacken-Bestrahlung 3mal täglich 30–45 Minuten. Anstelle von Rotlicht kommt bei „Winterdepressionen" das volle Lichtspektrum mit allen Wellenlängen in Frage (s. S. 62 f.).

Kombination mit Akupunktur

Zum Teil kombiniert man die Farbtherapie heute mit Akupunktur. Dazu verwendet man kleine Punktstrahler, die exakt auf die Meridianpunkte ausgerichtet werden. Die Wirkung auf den Energiefluß läßt sich durch verschiedene Farben variieren. Diese Sonderform bleibt aber immer dem Therapeuten vorbehalten.

Kneippsche Wasseranwendungen

Die Wasser-(Hydro-)therapie gehört zu den ältesten Heilverfahren der Menschen. Der Wörishofener „Gießkannenpfarrer" *Sebastian Kneipp* (1821–1897) entwickelte sie zu einem individuell genau dosierbaren Heilmittel, das jeder Konstitution und Krankheit fein angepaßt werden konnte. Trotz zahlreicher Anfeindungen der Schulmedizin verhalf er der Wassertherapie zum Durchbruch. Inzwischen wird sie auch von der offiziellen Medizin akzeptiert und genutzt.

Sebastian Kneipp

Wasser wirkt in erster Linie durch den Temperaturreiz auf Haut, Kreislauf, Stoffwechsel, Nerven- und Immunsystem. Wassertemperaturen, die ungefähr der Hauttemperatur entsprechen, bewirken wenig, die Temperatur muß über oder unter dem Indifferenzpunkt (um 35 °C) liegen. Kaltes Wasser verengt zunächst die Blutgefäße im Behandlungsgebiet, dann erweitern sie sich, und es kommt zur Mehrdurchblutung mit angenehmer Erwärmung im behandelten Körperabschnitt. Warmes Wasser erzeugt Erweiterung der Blutgefäße mit angenehmer Entspannung und Ermüdung. Beide Anwendungen verteilen auch das Blut im Körper um, z. B.durch Ableitung vom Kopf.

Wasser wirkt durch den Temperaturreiz

Welche Wasseranwendungen im Einzelfall angezeigt sind, entscheidet grundsätzlich der Therapeut. Zur Selbsthilfe kommen nur kleinere Teilanwendungen in Frage, die weniger anstrengen und im allgemeinen gut vertragen werden. Die Ganzkörperanwendung belastet vor allem das Herz-Kreislauf-System erheblich und muß daher fachlich verordnet werden. Bei Schlafstörungen erzielt man durch Teilanwendungen oft gute Ergebnisse, besonders durch Ableitung aus den oberen Körperregionen.

Entscheidung des Therapeuten

Teilanwendungen bei Schlafstörungen

Teil- und Vollbäder

Warmes Vollbad

Das entspannende *warme Vollbad* am Abend erleichtert das Einschlafen und fördert den tiefen, erholsamen Schlaf. Allerdings soll nicht jeden Tag ein Vollbad angewendet werden, das strapaziert die Haut. Sofern der Therapeut nichts anderes verordnet, werden Vollbäder nur 2mal wöchentlich durchgeführt. Sie eignen sich also nur bei gelegentlichen akuten Schlafstörungen zur alleinigen Therapie, in chronischen Fällen können sie diese lediglich ergänzen.

Durchführung

Das warme Bad wird kurz vor dem Schlafengehen angewendet. Die Temperatur soll etwa 38 °C betragen, das entspannt gut und belastet das Herz-Kreislauf-System nicht übermäßig.

Je nach Wohlbefinden badet man 10–20 Minuten, anschließend legt man sich gleich zu Bett. Der sonst nach warmen Anwendungen übliche kurze Kaltguß entfällt, wenn das Bad gegen Schlafstörungen angewendet wird, der Kältereiz könnte wieder anregen.

Kräuterzusatz

Oft fügt man dem Badewasser einen fertigen Kräuterzusatz (Apotheke, Reformhaus) bei, um die Wirkung zu verbessern. Geeignet sind vor allem Baldrian, Lavendel und Melisse, die nach Gebrauchsanweisung dosiert werden.

Kaltes Vollbad

Kalte Vollbäder unter 15 °C eignen sich nur morgens, wenn man müde und abgespannt erwacht, zur Anregung. Je nach Verträglichkeit dauern sie 5–25 Sekunden. Danach frottiert man kräftig trocken und führt Gymnastik durch, damit sich der Körper rasch wieder erwärmt. Einfacher und ähnlich wirksam ist am Morgen die kalte Dusche, die ebenfalls bis 25 Sekunden dauern kann.

Nicht alle Menschen vertragen Vollbäder gut, vor allem für Herz-Kreislauf-Patienten sind sie oft zu anstrengend. Sie dürfen Ganzkörperbäder nur nach fachlicher Verordnung anwenden, als Alternativen eignen sich Teilbäder, Duschen, Güsse, Auflagen und Wikkel. Das Bad muß sofort unterbrochen werden, wenn Herzbeschwerden, Schwindel und andere Herz-Kreislauf-Symptome auftreten.

Fachliche Verordnung

Halb- und Sitzbäder strengen nicht so stark wie das Vollbad an, sie können deshalb 3- bis 4mal wöchentlich angewendet werden. Zur Therapie von Schlafstörungen führt man sie *warm* abends vor dem Schlafengehen 15–20 Minuten durch, danach legt man sich gleich zu Bett. Die Wassertemperatur beträgt etwa 38 °C, die oben genannten Zusätze können beigefügt werden.
Kalte Halb- und Sitzbäder verabreicht man morgens zur milden Anregung nach schlafloser Nacht. Sie dauern 10–25 Sekunden, danach verhält man sich wie beim kalten Vollbad.

Halb- und Sitzbäder

Beim Halbbad taucht der Körper bis zur Nabelhöhe ins Wasser, auch Beine und Füße befinden sich darin; der Oberkörper kann bekleidet bleiben. Das Sitzbad unterscheidet sich dadurch, daß der Körper bis zur Nierenhöhe ins Wasser eintaucht und die Oberschenkel ungefähr bis zur Mitte mit Wasser bedeckt sind; das restliche Bein und die Füße kann man auf den Wannenrand legen. Es gibt spezielle Sitzbadewannen, die für den Hausgebrauch aber entbehrlich sind.

Halbbad

Sitzbad

Wenn Halb- und Sitzbäder nicht angewendet werden können, eignet sich das Arm- oder Fußbad. Dadurch erzielt man keine so gute Entspannung wie bei den größeren Bädern, aber andere Wirkungen, die den Schlaf begünstigen, insbesondere Ableitung von Blutfülle aus dem Kopf. Diese Umverteilung des Bluts gelingt am besten mit kaltem Wasser, warm eignen sich diese Teilbäder bei Schlafstörungen nicht so gut.

Arm- oder Fußbad

Das *kalte Armbad* leitet Blut aus Kopf und Brust ab. Das hilft vor allem, wenn der Schlaf durch nervöse Herzbeschwerden und Durchblutungsstörungen im Kopf behindert wird. Die Wassertemperatur liegt unter 15 °C, das Bad dauert 20–30 Sekunden. Man benötigt eine ausreichend große Wanne, die so aufgestellt wird, daß man bequem beide Arme bis kurz unter die Achselhöhlen eintauchen kann. Um eine zu starke Reaktion auf den Kältereiz zu vermeiden, führt man die Arme mit den Fingern voran langsam ins Wasser ein. Nach dem Bad sorgen Trockenbürsten von den Händen Richtung Brust (herzwärts) oder Armgymnastik für rasche Erwärmung.

Kaltes Armbad

Die Bezeichnung Fußbad ist nicht korrekt, das Wasser reicht dabei bis über die Wadenmitte; es handelt sich also um ein Unterschenkelbad. In Kneipps Heimat nennt man aber das ganze Bein einfach Fuß, deshalb hat sich dieser Begriff eingebürgert.

Kaltes Fußbad

Die *kalte* Anwendung leitet vom Kopf ab und fördert so das Ein- und Durchschlafen. Die Wassertemperatur liegt unter 15 °C, die Badedauer beträgt 20–30 Sekunden. Man verwendet eine ausreichend große Wanne oder einen passenden Eimer. Beide Beine werden gleichzeitig mit den Fußspitzen voran langsam ins kalte Wasser getaucht. Nach dem Bad verhält man sich wie beim kalten Armbad.

Wechselfußbad

Kalte Fußbäder werden nicht immer sofort vertragen. Dann empfiehlt sich zur Gewöhnung zunächst das *Wechselfußbad*. Dazu benötigt man 2 Badegefäße, eines mit kaltem, das andere mit 38 °C warmem Wasser. Zuerst badet man beide Füße und Unterschenkel 3 Minuten im warmen Wasser, dann wechselt man für 10 Sekunden ins kalte Wasser und kehrt wieder für 3 Minuten ins warme Bad zurück. So wechselt man bei jeder Anwendung 3mal zwischen warm und kalt, beendet wird immer kalt.

Wasser-, Tau- und Schneetreten

Meist gut vertragen

Diese milden Anwendungen werden meist gut vertragen, die günstigen Wirkungen auf den Schlaf erklären sich vor allem aus der Ableitung vom Kopf und der guten Erwärmung der Füße (kalte Füße stören vor allem bei Frauen oft den Schlaf).

Wassertreten

Wassertreten führt man am besten in einem fließenden Gewässer (z. B. im nahen Bach) durch. Das Wasser soll bis zur Mitte der Waden reichen. Man geht etwa 2 Minuten darin auf und ab, bis die Gefäßreaktion zur angenehmen Erwärmung der Füße führt.

Zu Hause in der Badewanne

Zu Hause kann Wassertreten in der bis zur Wadenmitte mit kaltem Wasser gefüllten Wanne angewendet werden. Auch dazu gilt, daß man etwa 2 Minuten auf und ab geht. Bei jedem Schritt hebt man einen Fuß ganz aus dem Wasser. Die Therapie erfolgt wenige Minuten vor dem Schlafengehen, anschließend trocknet man kräftig ab und legt sich zu Bett.

Milder wirkt *Tautreten*, wobei man 3–5 Minuten im taufrischen Gras auf und ab geht. Wenn als Reaktion Erwärmung eintritt, läuft man noch kurze Zeit auf trockenem Boden weiter, das verbessert die Wirkung. Tautreten im Gras ist allerdings nur morgens möglich, weil der Tau rasch verschwindet, es eignet sich also zur Belebung nach einer schlaflosen Nacht. Als Alternative, die abends vor dem Schlafengehen möglich ist, gießt man kaltes Wasser auf die Fliesen im Bad oder auf der Terrasse und geht darauf in gleicher Weise auf und ab. *Tautreten*

Schneetreten wirkt durch den stärkeren Kältereiz besonders gut ableitend. Dazu geht man 1–2 Minuten barfuß im weichen (nie verharschten) Schnee auf und ab, bis sich angenehme Erwärmung einstellt. Ansonsten gilt, was zu Wasser- und Tautreten gesagt wurde. *Schneetreten*

Güsse

Kalte Güsse führte Kneipp als schonende Form der Hydrotherapie ein. Begossen wurde aus großen Kannen, heute verwendet man dazu einen geeigneten Schlauch. Für den Hausgebrauch gibt es im Sanitätsfachhandel spezielle Apparaturen, die man einfach an die vorhandenen Armaturen anschließt. Es genügt aber auch ein einfacher Gummischlauch, der am Wasserhahn befestigt wird. *Kalte Güsse*

Das Wasserstrahl soll beim Guß etwa 2 cm stark sein. Der Druck wird so eingestellt, daß das Wasser aus der nach oben gehaltenen Schlauchöffnung etwa eine Handbreite emporsprudelt. Zur Therapie hält man die Schlauchmündung 5–10 cm vom Körper entfernt nach unten. So entsteht auf der Haut ein geschlossener Wassermantel, unter dem als erwünschte Reaktion durch Gefäßerweiterung angenehme Erwärmung und Hautrötung entsteht. Damit endet der Guß, man sorgt durch Gymnastik für gute Durchwärmung des Körpers. *Durchführung*

Von den zahlreichen Güssen eignen sich bei Schlafstörungen vor allem die aus den oberen Körperregionen ableitenden Knie- und Schenkelgüsse. Sie wirken ähnlich wie kalte Fußbäder schlaffördernd und nervenstärkend. Im allgemeinen werden die Anwendungen gut vertragen, bei Herz-Kreislauf-Störungen soll zuvor jedoch der Therapeut befragt werden.

Kniguß

Der *Kniguß* beginnt außen an der rechten Ferse und wird über die Wade zur Kniekehle geleitet, wo man etwa 10 Sekunden wartet, damit sich der Wassermantel ausbildet; innen am Unterschenkel kehrt man zur Ferse zurück und wiederholt den Guß. Dann behandelt man in gleicher Weise den linken Unterschenkel.

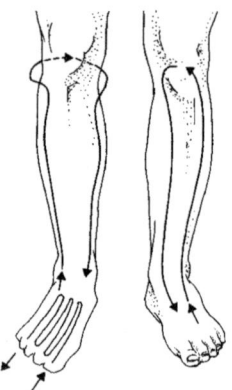

Anschließend führt man den Strahl am rechten Fuß vorne über den Fußrücken und außen neben dem Schienbein empor zur Kniekehle, wo man wieder etwa 10 Sekunden wartet, damit sich der Wassermantel ausbildet; innen neben dem Schienbein kehrt man zum Fuß zurück.

Der Guß wird rechts wiederholt und dann links in gleicher Weise angewendet. Das Schienbein darf nie direkt begossen werden, das könnte zu Schmerzen führen. Nach der Begießung trocknet man mit einem groben Tuch kräftig ab und legt sich am besten sofort zu Bett.

Schenkelguß

Der *Schenkelguß* wirkt ähnlich, aber stärker, weil dabei ein größerer Körperabschnitt behandelt wird. Man beginnt wie beim Kniguß hinten außen an der

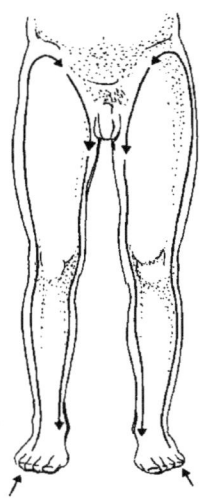

rechten Ferse, leitet den Guß aber über die Kniekehle hinaus bis zur Hüfte; hier wartet man 10 Sekunden, damit sich der geschlossene Wassermantel bildet. Dann kehrt man innen über Leiste, Ober- und Unterschenkel zur Ferse zurück und wiederholt den Guß. Anschließend wird in gleicher Weise links behandelt. Nun leitet man den Wasserstrahl auf den rechten Fußrücken und außen empor über die Kniescheibe bis zur Leistenbeuge, wo man wieder 10 Sekunden wartet, damit sich der Wassermantel bildet. Durch die Leistenbeuge kehrt man innen über Ober- und Unterschenkel zurück zum Fußrücken und wiederholt die Anwendung. Danach wird links in gleicher Weise behandelt. Nach dem Abtrocknen legt man sich am besten sofort zu Bett.

Im Einzelfall können noch andere Güsse durchgeführt werden. Sie bleiben fachlicher Anweisung vorbehalten. Im allgemeinen fördern Schenkel- und Kniegüsse den Schlaf gut genug.

Auflagen – Wickel

Dazu benötigt man ein 2- bis 6fach passend gefaltetes Leintuch, ein etwas größeres Zwischentuch und als äußeren Abschluß ein Wolltuch, das noch größer als das mittlere Tuch sein soll. Im Fachhandel gibt es

Materialien

125

spezielle Wickeltücher, man kann aber auch im Haushalt vorhandene Tücher verwenden. Für die hier beschriebenen Wickel sollen die Tücher folgende Grundmaße aufweisen: Armwickel 60 x 90 cm; Beinwickel 80 x 130 cm; Fuß-/Wadenwickel 80 x 80 cm. Das Zwischentuch soll oben und unten je etwa 4 cm länger sein, das Außentuch oben und unten etwa 1 Handbreite länger als das mittlere Tuch.

Grundmaße der Tücher

Das Innentuch wird ins Wasser getaucht und leicht ausgewrungen. Bei Auflagen legt man es nur auf die zu behandelnde Körperzone auf, bei Wickeln führt man es um den Körperteil herum. Das Zwischen- und Wolltuch wird bei beiden Anwendungen ganz um die behandelte Körperpartie geführt.

Als Reaktion auf den Temperaturreiz kommt es nach 1–1 1/2 Stunden zur angenehmen Erwärmung mit Schweißausbruch. Normalerweise endet damit die Anwendung; bei Schlafstörungen wartet man aber noch etwa 30 Minuten, entfernt dann die Tücher und legt sich am besten gleich schlafen.

Angenehme Erwärmung mit Schweißausbruch

Kalte Wickel eignen sich bei Schlafstörungen meist besser als warme (das muß man bei Bedarf ausprobieren). Das Nervensystem wird harmonisiert, nach etwa 2 Stunden wirken kalte Wickel stark beruhigend und schlaffördernd.

Kalte Wickel bei Schlafstörungen

Armwickel an beiden Armen leiten wie ein Armbad ab und können auch bei Herzbeschwerden mit Schlafstörungen gut helfen (vorher den Therapeuten befragen). Der Wickel reicht von den Fingerspitzen bis zur Achselhöhle und Schulter. Oben werden die Tücher schräg nach außen umgeschlagen und einzeln so angelegt, daß die kürzere Seite in der Achselhöhle endet, die längere bis zur Schulter reicht.

Armwickel

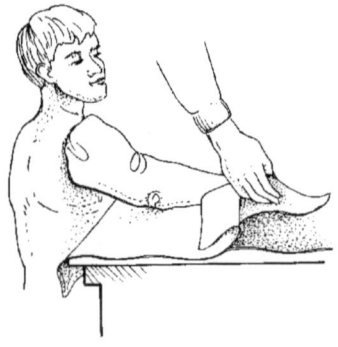

Beinwickel an beiden Beinen leiten ebenfalls aus oberen Körperregionen ab. Da sie ein relativ großes Körpergebiet behandeln, wirken sie am stärksten von allen hier beschriebenen Wickeln. Sie reichen von den Zehenspitzen bis zur Hüfte. Oben müssen die Tücher schräg nach außen umgeschlagen werden, dann legt man sie einzeln so an, daß die kürzere Seite in der Leistenbeuge, die längere außen auf der Hüfte endet.

Beinwickel

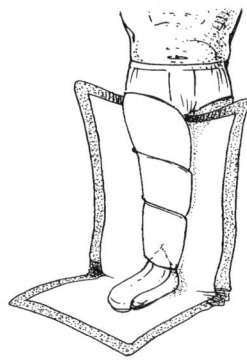

Fußwickel leiten milder aus den oberen Körpergebieten ab, meist werden sie gut vertragen. Die Tücher werden zu Dreiecken gefaltet und einzeln angelegt. Der mittlere Zipfel des Dreiecks wird über Zehen und Fußrücken geführt, die beiden seitlichen Zipfel zieht man um Knöchel und Fußrücken, so daß der ganze Fuß eingehüllt ist.

Fußwickel

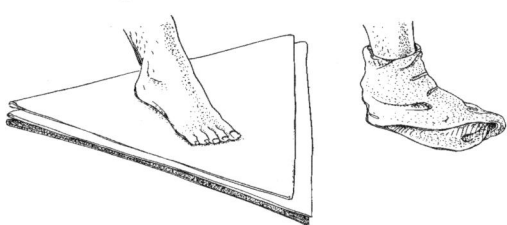

Nasse Kneippsocken eignen sich als Alternative zum Fußwickel, sie können bequemer als dieser angelegt werden. Als Innentuch benötigt man Baumwoll- oder Leinensocken, die bis über die Knöchel reichen. Sie werden in kaltes Wasser getaucht, leicht ausgewrungen und angezogen. Darüber kommt ein etwas größe-

Nasse Kneippsocken

res Paar trockene Baumwoll- oder Leinensocken, den äußeren Abschluß bilden Wollsocken, die etwas größer als die mittleren Socken sein müssen. Die Anwendung wirkt wie der Fußwickel durch Ableitung aus den oberen Körperregionen.

Wadenwickel

Wadenwickel kennt man vor allem zur schonenden Fiebersenkung, durch Ableitung aus oberen Körpergebieten wirkt er aber auch beruhigend und schlaffördernd. Zum Teil sprechen nervöse Kopfschmerzen, die den Schlaf stören, ebenfalls gut darauf an. Die 3 Tücher werden einzeln um die Wade herumgeführt und reichen von den Fußknöcheln bis zu den Knien. Auflagen und Wickel werden nach Bedarf 2- bis 3mal

Nach Bedarf 2- bis 3mal täglich

täglich angewendet. Bei Schlafstörungen genügt meist der Gebrauch kurz vor dem Schlafengehen. Auf weitere Wickel und Auflagen, die im Einzelfall besser geeignet sein können, muß hier nicht eingegangen werden, sie bleiben fachlicher Anweisung vorbehalten.

Psychologische Schlafhilfen

Schlafstörungen können psycho-therapeutisch beeinflußt werden

Unabhängig von seelisch-nervösen und/oder körperlichen Ursachen können Schlafstörungen psychotherapeutisch beeinflußt werden. Im Vordergrund stehen dabei Entspannung, Autosuggestion und Meditation zur Selbsthilfe, bedingt auch Körperpsychotherapien. Wenn ernstere psychische Störungen den Schlaf behindern, empfiehlt sich fachliche Psychotherapie.

Entspannung und Autosuggestion

Wirken gut bei Schlafstörungen

Beide Techniken beruhen auf natürlichen seelisch-nervösen Vorgängen und wirken gut bei Schlafstörungen unterschiedlicher Ursachen. Eigentlich bedürfte es zur Entspannung keiner speziellen Übungen, wir alle verfügen über die natürliche Fähigkeit dazu. Viele Menschen haben heute aber verlernt, einfach abzuschalten und tief zu entspannen, sie müssen das erst wieder erlernen. Dazu gibt es einfache Übungen und systematisch aufgebaute Entspannungstherapie, die besonders zu empfehlen ist.

Einfache Übungen

Wer Entspannung noch nicht völlig verlernt hat, aber verbessern will, benötigt nicht unbedingt eine spezielle Technik, einfache Übungen genügen dazu oft. Nach folgendem Beispiel können Sie versuchen, die Entspannung einzuleiten und zu vertiefen.

Zur Übung wählen Sie den ruhigsten Raum der Wohnung, sorgen für gedämpfte Beleuchtung und schließen Lärmquellen (wie Telefon, Klingel) so gut wie möglich aus. Dann ziehen Sie die Schuhe aus, lockern beengende Kleidung und legen sich ausgestreckt aufs Bett oder auf eine Unterlage (wie Decke, Gymnastikmatte) am Boden. Die Arme ruhen leicht angewinkelt mit den Handflächen nach unten seitlich neben dem Körper, ohne ihn zu berühren, die Fußspitzen weisen locker etwas nach außen. Wenn in dieser Haltung Mißempfindungen im Nacken, Rücken, Kreuz oder an den Knien auftreten, werden die entsprechenden Körperpartien durch Decken, Kissen, Nacken- oder Knierollen unterpolstert.

Beispiel

Nun schließen Sie die Augen und lassen die Gedanken einfach kommen und gehen. Die Aufmerksamkeit konzentriert sich auf die Atmung, ohne sie willentlich zu beeinflussen. Achten Sie einfach darauf, wie die Atmung allmählich ruhiger und tiefer wird, ein untrügliches Merkmal der beginnenden Entspannung.

Diese verstärken Sie jetzt durch Vorstellungen von Schwere und Wärme im Körper. Man kann sich zum Beispiel vorstellen, daß der Körper langsam immer tiefer in den weichen Polstern der Unterlage versinkt und angenehme Wärme ihn durchströmt. Jeder muß die individuell richtige Vorstellung selbst finden, da-

Vorstellungen von Schwere und Wärme im Körper

129

mit die Entspannung so gut wie möglich eintritt. Experimentieren Sie bei Bedarf anfangs mit verschiedenen Vorstellungen, und behalten Sie schließlich die am besten wirksame zum Dauertraining bei.

Schwierig für Ungeübte

Ungeübten fällt es oft schwer, solche Vorstellungen zu entwickeln und sich darauf zu konzentrieren. Mit dem Willen richtet man nichts aus, er führt eher zur Anspannung. Wenn die Gedanken abirren, kehrt man konsequent immer wieder zur Vorstellung zurück. Im Lauf der Zeit gelingt es immer besser, sich längere Zeit darauf zu konzentrieren.

Ende der Entspannung

Nach 5–10 Minuten tiefer Entspannung endet die Übung. Man streckt und räkelt sich vor dem Aufstehen ausgiebig, damit in Muskeln und Gefäßen wieder der normale Spannungszustand (Tonus) eintritt.

Dann setzen Sie sich auf und nehmen bewußt wahr, daß Sie sich frischer und erholt fühlen (Geübte erholen sich durch 10 Minuten Entspannung ähnlich gut wie nach mehreren Stunden Schlaf). Anschließend stehen Sie langsam auf und gehen wieder den Alltagspflichten nach.

> Natürlich beendet man die Entspannung nicht nach 5–10 Minuten, wenn vor dem Schlafengehen trainiert wird, um den Schlaf zu verbessern. Dann bleiben Sie einfach liegen, bis die Entspannung unmerklich in Schlaf übergeht, aus dem man von selbst erwacht.

Regelmäßig üben

Nach einigem Training beherrscht man die einfachen Übungen so gut, daß man sich praktisch in Minutenschnelle fast überall tief entspannen und gut erholen kann. Am besten behalten Sie 1–2 Übungen morgens nach dem Erwachen und/oder abends vor dem Einschlafen ständig bei, dann bleiben Sie stets gut trainiert.

Systematisches Entspannungstraining

Einfache Entspannungsübungen lassen viel individuellen Freiraum. Einerseits ist das günstig, weil das Training besser den persönlichen Vorstellungen und

Bedürfnissen angepaßt werden kann. Andererseits läuft man aber Gefahr, bei diesem Training Fehler zu begehen und Mißerfolge zu erleben, nach denen nicht selten die Flinte vorschnell ins Korn geworfen wird.

Das systematisch aufgebaute Entspannungstraining hingegen wirkt „disziplinierend" und hilft über viele Probleme zu Beginn der Therapie hinweg. Hinzu kommt, daß die einzelnen Übungen aufeinander aufbauen und genau vorgegeben werden, das erleichtert das schrittweise selbständige Training. Vor allem für Menschen, die sich überhaupt nicht mehr richtig entspannen können, bietet das systematische Training die besten Chancen, Entspannung wieder zu erlernen. *Übungen bauen aufeinander auf*

Nach wie vor wichtigste Technik im deutschsprachigen Raum ist autogenes Training. Mittlerweile gewinnen aber auch progressive Relaxation und andere Entspannungsmethoden an Bedeutung. *Wichtigste Techniken*

Auf die Technik kommt es nicht so sehr an, wenn man gut motiviert ist und regelmäßig trainiert, kann praktisch jede Entspannungstechnik helfen. Etwas Geduld muß man freilich aufbringen, die Übungen wirken nicht sofort. Diese Phase kann bei Bedarf durch pflanzliche und/oder homöopathische Schlaf- und Beruhigungsmittel überbrückt werden. *Motivation und regelmäßiges Training helfen*

Autogenes Training

Dieser „Klassiker" unter den Entspannungstechniken wurde um 1930 von dem Berliner Nervenarzt Professor *Johann Heinrich Schultz* (1884–1970) eingeführt. Unter anderem beruht die Methode auf Elementen des altindischen Yoga, ergänzt durch Erfahrungen mit Hypnose. Daraus entwickelte Schultz sein kurz AT genanntes Training. *Johann H. Schultz*

Grundsätzlich soll es unter fachlicher Anleitung im Gruppenkurs (etwa an Volkshochschulen, bei Krankenkassen) oder Einzelunterricht beim niedergelassenen Therapeuten erlernt werden. Das bietet den Vorteil, daß bei den anfangs oft auftretenden Problemen sofort fachlicher Rat eingeholt werden kann. Außerdem gewährleistet die fachliche Anleitung, daß ver- *Fachliche Anleitung*

131

meidbare „Anfängerfehler" unterbleiben oder rasch korrigiert werden. Nur wenn tatsächlich keine Möglichkeit besteht, an einem Kurs teilzunehmen, darf AT auch selbständig nach einem Buch oder mit Hilfe einer Tonkassette erlernt werden.

Voraussetzungen

Die Voraussetzungen zum Training wurden bei den einfachen Übungen (s. S. 129) bereits genannt. Für Anfänger eignet sich die Rückenlage am besten, später kann man auch im Sitzen trainieren.

6 Übungen in der Unterstufe

Insgesamt umfaßt die AT-Unterstufe 6 Übungen, für die jeweils 2 Wochen zur Verfügung stehen. Sie führen durch Vorstellungen zu körperlichen und seelisch-nervösen Veränderungen, die Schritt für Schritt die Entspannung vertiefen. Diese Grundübungen sollen hier kurz vorgestellt werden.

Grundübungen

Übung 1 führt mit der Vorstellung „Rechter (Linkshänder linker) Arm ganz schwer" die Entspannung der Armmuskeln und -blutgefäße herbei.

Übung 2 vertieft mit der Vorstellung „Rechter (Linkshänder linker) Arm ganz warm" die weitere Entspannung der Muskeln und Gefäße des Arms. (Im weiteren Verlauf des Trainings breiten sich Schwere und Wärme ohne zusätzliche Vorstellungen allmählich im ganzen Körper aus.)

Übung 3 normalisiert die Herzfunktionen durch die Vorstellung „Herz ruhig und regelmäßig"; bei dieser Übung können vor allem bei Herzkranken zunächst Beschwerden auftreten, das weitere Training muß dann mit dem Therapeuten besprochen werden.

Übung 4 harmonisiert und vertieft die Atmung mit der Vorstellung „Atmung ruhig und gleichmäßig"; dabei wird die Atmung nicht bewußt beeinflußt, man „läßt es einfach atmen", wie es dem individuellen Rhythmus entspricht.

Übung 5 erzeugt durch die Vorstellung „Sonnengeflecht (oder Bauch, Leib, Magen, Nierengegend) strömend warm" angenehme Wärme im Oberbauch; dadurch wird das Sonnengeflecht (größtes vegetatives Nervengeflecht) günstig beeinflußt.

Übung 6 entspannt die Hirngefäße mit der Vorstellung „Stirn angenehm kühl" (nie kalt, das kann Kopfschmerzen auslösen); damit wird die tiefe Entspannung abgeschlossen.

Nach jeder Übung muß die Zurücknahme erfolgen, auch wenn man keine bewußte Wirkung spürte. Dazu dehnt, streckt und räkelt man sich ausgiebig, bewegt kräftig die Arme, atmet tief durch und öffnet die Augen. Begleitet wird das von der Vorstellung „Arme beugen und strecken, tief atmen, Augen auf" *Zurücknahme nach jeder Übung*

Auf diese Weise stellt man wieder auf den normalen Tonus im Körper um, erst danach erhebt man sich langsam. *Normalen Körpertonus herstellen*

Wer die Zurücknahme vergißt, leidet oft noch stundenlang an Müdigkeit und Mißempfindungen in den Gliedern. Das beseitigt man rasch, indem man sich durch AT nochmals tief entspannt und den Übungszustand dann energisch zurücknimmt.

Anfänger sollten möglichst 3mal täglich trainieren, damit Entspannung bald erlernt und zur Gewohnheit wird. *3mal täglich trainieren*

Bei Geübten stellt sie sich meist schon ein, wenn man sich zum AT niederlegt; dann genügen 1–2 Übungen täglich, zumindest abends vor dem Schlafengehen. Im Tagesverlauf können AT-Erfahrene jederzeit rasch auf kurze Tiefentspannung umschalten. Das gelingt nach dem 12wöchigen Grundtraining allerdings noch nicht, danach muß man konsequent weiter trainieren. Erst wenn die Entspannung sich schon zu Beginn der Übungen einstellt, faßt man die Vorstellungen zur folgenden kurzen Generalformel zusammen:

„Schwere – Wärme – Herz ruhig und regelmäßig – Atmung tief und gleichmäßig – Sonnengeflecht strömend warm – Stirn angenehm kiihl." *Generalformel*

Schon diese einmalige Vorstellung genügt, um tiefe Entspannung zu erreichen. Danach kann man erfolgreich Autosuggestion (s. S. 135 ff.) durchführen. *Tiefe Entspannung*

Außerdem besteht die Möglichkeit, die AT-Oberstufe zu erlernen, die zu den tiefenanalytischen Verfahren gehört und unbedingt nach fachlicher Anleitung eingeübt werden muß. Bei Nervosität und Schlafstörungen genügen im allgemeinen die 6 Grundübungen der AT-Unterstufe. *AT-Oberstufe*

Progressive Relaxation

Fortschreitende Entspannung

Edmund Jacobson

Diese Technik der „fortschreitenden Entspannung" wurde ebenfalls um 1930 in den USA von dem Physiologen *Edmund Jacobson* entwickelt. Sie fand im anglo-amerikanischen Sprachraum ähnliche Beachtung wie AT bei uns. Die Wirkung ähnelt der des autogenen Trainings, die Entspannung wird Schritt für Schritt herbeigeführt. Der entscheidende Unterschied besteht darin, daß man sich die Entspannung nicht nur vorstellt, sondern sie unmittelbar erlebt. Bei den Übungen spannt man nämlich bewußt die Muskeln kurz kräftig an und lockert sie dann wieder. So wird Entspannung direkt erfahrbar.

Unterschied zu AT

Wechselbeziehung zwischen Muskelspannung und Seelenleben

Das Verfahren beruht auf der Tatsache, daß zwischen Muskelspannung (Tonus) und Seelenleben eine Wechselbeziehung besteht. AT verändert den Tonus durch Vorstellungen von Schwere und Wärme, aber Jacobson erkannte, daß die Muskulatur auch bewußt entspannt werden kann. Diese körperliche Entspannung teilt sich dann dem Seelenleben mit. Das muß unter fachlicher Anleitung erlernt und dann selbständig weiter geübt werden, am besten lebenslang 1- bis 2mal täglich.

Zielpersonen

Die Technik eignet sich vor allem für Menschen, denen es schwer gelingt, sich allein durch Vorstellungen zu entspannen. Sie lernen, die einzelnen Muskelgruppen bewußt anzuspannen, diese Spannung kurz zu halten und danach wieder zu lockern. Der Unterschied zwischen an- und entspannter Muskulatur wird deutlich erlebt. Allerdings dauert es einige Zeit, bis man auf diese Weise Schritt für Schritt die Muskulatur des ganzen Körpers bewußt „erfährt". Sobald progressive Relaxation gut beherrscht wird, kann man sie wie AT fast überall anwenden, um sich kurz tief zu entspannen.

Differentielle Entspannung

Die Einleitungstechnik kann bei Fortgeschrittenen durch „differentielle Entspannung" erweitert werden. Dabei lernt man, immer nur die für eine bestimmte Aktivität notwendigen Muskeln anzuspannen und gleichzeitig alle anderen zu entspannen. Auch das

134

gelingt mit zunehmender Erfahrung immer besser. Schließlich kann man auch noch erlernen, durch psychische Einflüsse entstandene Muskelverspannungen bewußt wahrzunehmen und zu lockern. Das entspannt nicht nur, sondern trägt auch zu mehr Selbstbeherrschung und Körperbewußtsein bei, spart Lebensenergie und kontrolliert indirekt die seelisch-nervöse Anspannung.

Muskelverspannungen bewußt wahrnehmen

Inzwischen findet progressive Relaxation auch bei uns mehr Anhänger. Es gibt daher genügend Therapeuten und Kurse, um die Methode zu erlernen. Bei Nervosität und Schlafstörungen genügt meist die Einleitungstechnik.

Andere Techniken

Im Lauf der Zeit wurden verschiedene neuere Entspannungstechniken entwickelt. So gibt es zum Beispiel die *Benson-Zähltechnik,* bei der man die Entspannung durch Vor- und Zurückzählen einleitet und aufhebt. Außerdem werden technische Hilfen eingesetzt, beispielsweise ein Licht-Ton-Generator, der über eine spezielle Brille und Kopfhörer Licht- und Tonsignale abgibt. Sie passen die Hirnstromwellen dem Licht-Ton-Rhythmus an. Durch unterschiedliche Frequenzen erzielt man Entspannung oder Anregung.

Benson-Zähltechnik

Diese Methoden sind bei uns noch nicht weit verbreitet, hier soll nicht weiter darauf eingegangen werden. Wer sich für eine dieser Techniken entscheidet, muß oft länger nach einem Therapeuten und einschlägiger Literatur suchen.

Positive Selbstbeeinflussung

Autosuggestion beruht auf natürlichen Vorgängen, die auch im Alltag genutzt werden. Das Kind, das im dunklen Keller laut pfeift, um sich Mut zu machen, wendet sie ebenso an wie ein Examenskandidat, der durch massive Prüfungsangst negative Vorstellungen erzeugt und trotz guter Vorbereitung durchfällt. Diese beiden Beispiele zeigen, daß Autosuggestion im

Autosuggestion

Grunde wertneutral ist, das Ergebnis hängt davon ab, ob man sie positiv oder negativ einsetzt.

Erwartungen entwickeln Eigendynamik

Die durch Autosuggestionen erzeugten Erwartungen und Vorstellungen entwickeln Eigendynamik, setzen sich also ohne Kontrolle durch Verstand und Willen durch.

Unterschied zur unkontrollierten Selbstbeeinflussung

Als psychologische Hilfe unterscheidet sich Autosuggestion von der unkontrollierten alltäglichen Selbstbeeinflussung dadurch, daß sie systematisch, zielorientiert und stets positiv eingesetzt wird. Kritiker wenden zwar ein, daß man so die Realität verfälscht, aber das trifft nicht zu. Tatsächlich schafft Autosuggestion eine neue Realität, die selbst ausweglos scheinende Situationen noch günstig verändern kann. Man täuscht sich also nicht selbst, sondern erreicht, daß sich die tatsächlichen Verhältnisse zum Besseren wenden. Im Gegensatz zur Realitätsflucht nimmt man Konflikte, Probleme und andere Belastungen an und bewältigt sie aktiv.

Fehler bei Selbstbeeinflussung

Grundsätzlich kann man sich auch ohne besondere Technik selbst beeinflussen. Dabei kommt es aber oft zu Fehlern, die positive Wirkung hängt zu stark vom Zufall ab. Die systematisch-gezielte Autosuggestion dagegen geht Probleme und Konflike wohl überlegt an. Das wird erleichtert durch tiefe Entspannung, weil das Unbewußte dann aufnahmefähiger für Suggestionen wird.

Grundregeln der Autosuggestion

Erfolgreiche Autosuggestion setzt voraus, daß folgende Grundregeln erfüllt werden:

* *Gute Motivation,* also ein wichtiges Ziel (wie besserer Schlaf), das mit Hilfe der Selbstbeeinflussung realisiert werden soll.
* *Eindeutige Formulierung* der Suggestionen, damit die Zielsetzung klar vorgegeben wird.
* *Einprägung der Suggestionen* ins Unbewußte durch täglich mindestens 2 Übungen, bei denen die Vorstellungen in tiefer Entspannung jeweils etwa 30mal im Geist wiederholt werden.
* *Beharrliches Training,* bis die angestrebte Wirkung eintritt, selbst wenn Wochen oder Monate vergehen.
* *Willensausschaltung,* denn Autosuggestionen las-

sen sich nie willentlich realisieren, sondern nur durch geduldige Wiederholung der Vorstellungen (der Willen kann innere Widerstände provozieren, die den Erfolg gefährden).

Unter diesen Voraussetzungen gelingt Autosuggestion fast immer. Lediglich manche psychische Störungen, vor allem Depressionen und Psychosen, verhindern die Entwicklung positiver Vorstellungen und Erwartungen, so daß Selbstbeeinflussung nicht möglich ist.

Depressionen und Psychosen behindern die Autosuggestion

Im allgemeinen erlernt man Autosuggestion zusammen mit einer Entspannungstechnik unter fachlicher Anleitung. Sobald die Entspannung gut beherrscht wird, kann Selbstbeeinflussung gezielt gegen Nervosität, Schlafstörungen und viele andere Probleme eingesetzt werden. Am besten behält man die Technik lebenslang bei, denn im Alltag ergeben sich immer wieder Anlässe zur Selbstbeeinflussung. Da sie häufig unerwartet auftauchen, bietet nur regelmäßige Übung die Chance, Autosuggestion als Lebenshilfe sofort wieder gezielt zu nutzen.

Heilanzeigen

Hypnosetherapie

Hypnose kannte man schon vor 6000 Jahren zum Beispiel in Ägypten, später auch im antiken Griechenland. Die moderne Hypnosetherapie wurde im 19. Jahrhundert vorwiegend in Frankreich geprägt. Später geriet sie einige Zeit fast in Vergessenheit, in den 50er Jahren wurde sie von amerikanischen Therapeuten wieder aufgegriffen und genauer erforscht. Inzwischen gewinnt sie auch bei uns neue Bedeutung, obwohl noch viele falsche Vorstellungen, Vorurteile und Ängste damit verbunden sind. Die seriöse medizinische Hypnose ist aber ein wissenschaftlich fundiertes psychotherapeutisches Verfahren, das Vertrauen verdient.

Seit 6000 Jahren bekannt

Noch viele falsche Vorstellungen und Vorurteile

Vereinfacht kann man Hypnose nach heutigem Wissen als Zustand eingeschränkten Bewußtseins verstehen, vergleichbar etwa mit der Einschlafphase. Die

Zustand eingeschränkten Bewußtseins

Umgebung wird weitgehend ausgeblendet, die Aufmerksamkeit konzentriert sich auf den Therapeuten. Seine Suggestionen werden in Trance vom Unbewußten rascher aufgenommen und genauer befolgt als die Suggestionen des Alltags.

Basis der Hypnose Letztlich beruht auch Hypnose auf der Entwicklung von Vorstellungen und Erwartungen, die durch Suggestionen des Therapeuten in Gang gesetzt werden. Darin ähnelt sie der Autosuggestion, wirkt aber nachhaltiger als diese. Niemand muß aber befürchten, *Man wird kein* durch Hypnose zum „willenlosen Werkzeug" zu wer-*willenloses* den. Kontrollinstanzen des Seelenlebens prüfen alle *Werkzeug* Fremdsuggestionen. Nur wenn sie nicht „wesensfremd" sind, werden sie angenommen und realisiert, andere Suggestionen bleiben wirkungslos.

Fremdhypnose wirkt Nach heutiger Kenntnis scheint es, daß Fremdhypnose *wie* letztlich auch wie Autosuggestion wirkt. Deshalb ent-*Autosuggestion* wickelte man mittlerweile Techniken zur Selbsthypnose. Zwar gibt es Therapeuten, die solche Selbsthilfen ablehnen, in der Praxis bewährt sich die selbständige Hypnose aber gut.

Fachliche Wie bei Entspannung und Autosuggestion gilt, daß *Anleitung* sie unter fachlicher Anleitung erlernt werden muß. Dabei kann nicht allein die Technik vermittelt werden, es ist sogar möglich, in einigen Hypnosesitzungen durch entsprechende Suggestionen die erfolgreiche Selbsthypnose geradezu vorzuprogrammieren.

Der Therapeut gibt Der Therapeut gibt die notwendigen „Befehle", die *Befehle als* später Selbsthypnose herbeiführen sollen, als Sugge-*Suggestionen* stionen. Sie werden vom Unbewußten aufgenommen und realisiert. Eine bewährte Methode besteht zum Beispiel darin, in Trance einzuprägen, daß der Hypnotisierte sich zukünftig selbst in tiefe Hypnose versetzen kann, wenn eine bestimmte Voraussetzung (wie Zählen von 10 bis 1) erfüllt wird. Das wirkt unwiderstehlich aus dem Unbewußten fort, die Selbsthypnose kann praktisch nicht mißlingen.

Trance zur Autosug- Wer selbständige Hypnose gut beherrscht, kann die *gestion nutzen* Trance zur Autosuggestion nutzen. Das Unbewußte nimmt die Vorstellungen, die man sich bei der Selbsthypnose einprägt, meist schneller als bei anderen

Entspannungstechniken auf und realisiert sie zuverlässiger. Erfolge erzielt man aber nur durch regelmäßiges Üben mindestens einmal am Tag. Das gewährleistet, daß die Technik bei Bedarf jederzeit als praktische Lebenshilfe zur Verfügung steht, etwa bei akuten Schlafstörungen, hohem Streß, Angstzuständen, psychosomatischen und körperlichen Krankheiten.

Praktische Lebenshilfe

Meditationsübungen

Die Meditation kennt man vor allem im asiatischen Kulturkreis seit mindestens 6000–7000 Jahren, zum Beispiel Yoga und Zen. Diese Techniken beruhen auf asiatischen Religionen und Weltanschauungen, die Europäern fremdartig erscheinen und weitgehend verschlossen bleiben. Trotzdem (gerade deshalb ?) finden die traditionellen Meditationsübungen seit einigen Jahrzehnten bei uns immer mehr Anhänger. Sie befriedigen wahrscheinlich das menschliche Urbedürfnis nach transzendentalen Erfahrungen jenseits von Verstand und Logik, das in der westlichen Welt vernachlässigt wird.

Yoga und Zen

Immer mehr Anhänger

Im abendländischen Kulturkreis begründeten vor allem die griechischen Philosophen *Platon* und *Sokrates* Techniken zur Selbstversenkung. Bis ins Mittelalter beeinflußten sie christliche Mystiker und Philosophen, wie *Augustinus* und *Meister Eckehart*. Die Reformation *Martin Luthers* und die Aufklärung an der Schwelle vom Mittelalter zur Neuzeit führten zum Niedergang der abendländischen Meditation. Erst in den 60er Jahren des 20. Jahrhunderts wurde sie neu belebt, vor allem durch den Jesuitenpater *Enomiya-Lasalle,* der Christentum und Zen-Buddhismus zu vereinen sucht, und Professor *Karlfried Graf Dürckheim* mit seiner „initiatistischen Therapie". Aber nach wie vor fühlen sich viele Menschen mehr von der „Weisheit Asiens" angezogen. Im Grunde spielt die Technik keine so große Rolle, man muß davon überzeugt sein und konsequent üben, dann eignet sich praktisch jede Form der Meditation.

Platon und Sokrates

Augustinus und Meister Eckehart

Enomiya-Lasalle

Graf Dürckheim

**Schwierige
Definition**

Eine Definition des Begriffs fällt schwer, das lateinische Ursprungswort *meditari* (= nachsinnen, üben) trägt wenig zum Verständnis bei. Die äußeren Umstände und Wirkungen der Meditation lassen sich zwar relativ gut beschreiben, aber das erklärt nicht, was im einzelnen Menschen vorgeht. Jeder erlebt die Meditation individuell unterschiedlich. Letztlich geht es darum, durch konzentrierte Selbstversenkung eine „Reise" in die Tiefen der Seele anzutreten, um zu Selbsterkenntnis, innerer und äußerer Harmonie zu gelangen. Sie endet nie, der Weg bleibt das Ziel der Meditation.

**Reise in die Tiefen
der Seele**

Die Wirkungen der verschiedenen Techniken werden ebenfalls unterschiedlich erfahren und lassen sich nicht so einfach wie beispielsweise beim autogenen Training darstellen. Nach wissenschaftlichen Untersuchungen stehen folgende, objektiv nachgewiesene Wirkungen im Vordergrund:

**Unterschiedliche
Wirkungen**

- Tiefe körperliche Entspannung, die durch bestimmte Körperhaltungen begünstigt wird; für Europäer sind viele dieser Haltungen ungewohnt und zunächst unbequem, erst nach Gewöhnung gelingt die Tiefentspannung.
- Verminderung von Atemfrequenz, Sauerstoffverbrauch, Kohlendioxidausatmung und des Blutmilchsäurespiegels; das alles sind Anzeichen für die durch tiefe Entspannung verringerten Stoffwechselvorgänge im Körper.
- Geringere Schweißabsonderung mit erhöhtem elektrischem Hautwiderstand, ein typisches Zeichen für die Umschaltung des vegetativen Nervensystems auf Entspannung, Ruhe und Regeneration.
- Blutdrucksenkung, die bereits in der Phase vor der eigentlichen Meditation eintritt, weil sich die Gefäße entspannen.

Die seelisch-geistigen Wirkungen lassen sich nicht so exakt wie die objektiv nachweisbaren körperlichen Reaktionen beschreiben. Subjektive Aussagen der Übenden ergeben vor allem folgende Wirkungen:

**Seelisch-geistige
Wirkungen**

- Gesteigerte Konzentration und geistige Leistungsfähigkeit mit erstaunlicher Klarheit des Denkens.

- Innere Harmonie mit mehr Gelassenheit, Selbstsicherheit und dem Gefühl, fest und sicher in sich selbst zu ruhen, verbunden mit einem „gehobenen" Lebensgefühl.
- Allmähliche Veränderung eingefleischter Gewohnheiten, Einstellungen, Haltungen, Überzeugungen, Wertmaßstäbe, Absichten, Wünsche und Ziele, was das gesamte weitere Leben von Grund auf umgestalten kann.

Regelmäßige Meditation bedeutet eine abenteuerliche Reise durch die Tiefen der Persönlichkeit. Man weiß nie genau, wohin sie führt und wo sie endet. Oft stellt man alles in Frage, was vorher wichtig erschien, fühlt sich verunsichert und orientierungslos. Diese Krise trägt zur Reifung der Persönlichkeit bei, wenn man sie richtig bewältigt. Dazu benötigt man die Hilfe eines erfahrenen, seriösen geistigen Lehrers (Guru), deshalb soll Meditation nie selbständig erlernt werden. *Regelmäßige Meditation* *Krise trägt zur Reifung der Persönlichkeit bei* *Hilfe eines Guru*

Manche Menschen mißbrauchen Meditation unbewußt, um aus einer scheinbar unerträglichen Realität in „künstliche Paradiese" zu fliehen. Für sie wird Meditation zur Ersatzdroge, von der sie regelrecht abhängig werden. Das endet mit Lebensuntüchtigkeit, die den Zielen der Meditation widerspricht. Sie soll gerade dazu befähigen, sich den Anforderungen des Alltags zu stellen. Auch vor Realitätsflucht schützt ein seriöser Guru. *Mißbrauch der Meditation*

Meditation wirkt universell auf Körper, Geist und Seelenleben. Anders als gezielte Suggestionen bei Entspannungsübungen wendet man sie aber nicht gegen einzelne Störungen und Probleme an, sie führt zur ganzheitlichen „Umstimmung", die alle Widerstands- und Selbstheilungskräfte aktiviert. Auch Schlafstörungen und Nervosität werden nicht direkt durch Meditation beeinflußt, sie schafft aber allmählich die Voraussetzungen für innere Ruhe, Harmonie und erholsamen Schlaf. Ungeeignet ist Meditation bei ernsteren seelisch-geistigen Störungen, wie schwere Depressionen, Zwangszustände und Psychosen. In solchen Fällen kann ohnehin nicht mehr zur Meditation angeleitet werden. *Meditation führt zu ganzheitlicher Umstimmung* *Schafft Voraussetzungen für innere Ruhe*

Schnupperkurs

Die individuell am besten geeignete Technik wählt man mit fachlicher Hilfe aus. Zunächst kann man einige „Schnupperkurse" besuchen, um sich einen ersten Eindruck von den verschiedenen Methoden zu verschaffen. Nach dieser Erfahrung fällt die Entscheidung für die persönlich angezeigte Technik leichter. Am bekanntesten wurde im Westen die Yogalehre, deshalb soll darauf etwas genauer eingegangen werden.

Yoga

Yoga (auch Joga geschrieben) stammt aus dem indischen Kulturkreis, wo man ihn seit gut 7000 Jahren praktiziert. Das Wort aus der altindischen Gelehrten- und Literatursprache Sanskrit steht über eine indogermanische Sprachwurzel mit dem deutschen „Joch" in Beziehung. Man übersetzt Yoga als „Anschirrung" oder „Anjochung" im Sinne geistiger Selbstbeherrschung.

Der Mensch ist mit allen Formen des Seins eng verbunden
Oberstes Ziel

Die Yogalehre beruht auf der Vorstellung, daß der Mensch mit allen Formen des Seins eng verbunden ist und nach Einklang mit allem Seienden streben soll. Das oberste Ziel besteht in Beherrschung von Körper, Geist und Seelenleben, um Erlösung aus der materiellen Welt zu erlangen und mit einem transzendentalen (göttlichen) Prinzip eins zu werden. Das gelingt durch verschiedene körperliche und geistige Übungen. Dazu gehören auch die „asanas", jene für Ungeübte beschwerliche Körperhaltungen, die nach Gewöhnung die Konzentration und Versenkung fördern. Außerdem gibt es ein umfangreiches System von Atem-, Konzentrations- und Wahrnehmungsübungen sowie die häufige Wiederholung der „heiligen Silbe Om".

Meist schwer nachvollziehbar

Die verschiedenen Yogatechniken hängen vom weltanschaulich-philosophischen und religiösen „Unterbau" ab, die meisten kann der Europäer schwer nachvollziehen. Deshalb setzten sich die traditionellen Übungen bei uns weniger durch. Am gebräuchlichsten wurde der *Hatha-Yoga* (ha = Sonne, tha = Mond), bei dem Atemübungen eine wichtige Rolle spielen. Außerdem entwickelte man westliche Varianten der traditionellen Yogalehre, die für Europäer eher nachvollziehbar sind. Dieser *West-Yoga* enthält unter an-

Hatha-Yoga

West-Yoga

derem körperliche Übungen, die der Gymnastik ähneln, zur tiefen Entspannung und Selbstversenkung.
Erlernen muß man Yoga stets unter fachlicher Anleitung, lediglich einige einfache körperliche Übungen
dürfen selbständig mit Hilfe einschlägiger Literatur
gelernt werden. Unter Umständen genügen sie schon,
um Schlafstörungen zu überwinden. Yoga-Kurse bie-
ten fast alle Volkshochschulen und manche Krankenkassen an, bei denen die Seriosität der Lehrer im allgemeinen gewährleistet ist.

Stets fachliche Anleitung

Schlafstörungen überwinden

Bioenergetik und andere Körperpsychotherapien

Die westliche Psychotherapie vernachlässigt den Körper mit seinen Bedürfnissen und Auswirkungen auf
das Seelenleben oft. Zum Teil besteht sogar eine auffällige Körperfeindlichkeit, die in der geistigen Tra-
dition unseres Kulturkreises wurzelt. Als Reaktion
darauf entstanden die Körperpsychotherapien, die
etwa ab 1970 auch bei uns rasch begeisterte Anhänger fanden.

Auffällige Körperfeindlichkeit

Die verschiedenen Therapien gehen zwar von unterschiedlichen theoretischen Ansätzen aus, verfolgen
letztlich aber alle ein Ziel: Bewußtsein für den Körper verbessern und bewußter mit ihm umgehen. Indirekt wirkt das auch auf das Seelenleben, Körper, Geist
und Psyche werden harmonisch aufeinander abgestimmt. Daraus resultieren Ausgeglichenheit, Aktivität, Kreativität und bessere Lebensqualität. Körpertherapien eignen sich deshalb nicht nur bei psychischen Problemen, sondern auch für psychisch stabile
Menschen, die ihre Lebensmöglichkeiten erweitern
wollen.

Ziel aller Therapien

Ergebnisse

Zu den am häufigsten angewendeten Techniken gehören Bioenergetik, Eutonie und die bereits beschrie-
bene Atemtherapie. Welche Behandlungsform im Einzelfall angezeigt ist, muß gemeinsam mit dem Therapeuten entschieden werden. Selbsthilfe mit einfachen
Übungen, die man unter fachlicher Anleitung erlernte, ist bedingt möglich.

Häufigste Techniken

Bioenergetik

Alexander Lowen

wurde von dem amerikanischen Therapeuten *Alexander Lowen* begründet, der bereits in jungen Jahren die Beziehungen zwischen körperlichem und psychischem Befinden erkannte. Um die Zusammenhänge besser verstehen und erforschen zu können, begann er mit dem Medizinstudium, nach dessen Abschluß er die Bioenergetik entwickelte.

Grundvorstellung

Sie beruht auf der Vorstellung, daß es eine „fundamentale Bioenergie gibt, die in seelisch-geistigen und körperlichen Vorgängen zum Ausdruck kommt und u. a. Körperhaltung und Muskelspannung mitbestimmt.

Wenn diese Lebensenergie ungestört durch den Körper strömt, besteht ein normaler Muskeltonus und eine gute Haltung. Jede Störung des Energiestroms führt zu Fehlhaltungen und „Verpanzerungen" der Muskulatur, in denen die Bioenergie gleichsam „eingefroren" wird. Sie steht dann nicht mehr für Aktivitäten zur Verfügung.

Energieblockaden

Energieblockaden mit Fehlhaltungen und Muskelverspannungen entwickeln sich häufig bereits in der Kindheit durch ungünstige Einflüsse, später verschlimmern sie sich dann durch negative Lebenserfahrungen. Sie können aber auch erst im Erwachsenenalter beginnen. Eine typische Ursache bioenergetischer Störungen ist die Frustration der kindlichen Bedürfnisse nach Zuwendung und Zärtlichkeit. Wenn diese nicht befriedigt werden, muß das Kind sie unterdrücken und die damit verbundene Bioenergie in Muskelverspannungen „binden".

Den Muskelpanzer durch körperliche Übungen aufbrechen

Bioenergetik versucht, den Muskelpanzer durch körperliche Übungen (sie ähneln oft der Gymnastik und Massage) aufzubrechen. Dann wird die Energie wieder freigesetzt, die verdrängen Bedürfnisse, Gefühle und Erfahrungen gelangen ins Bewußtsein, können nachträglich verarbeitet werden und verlieren ihren störenden Einfluß. Die Lebensenergie zirkuliert bald wieder ungestört durch den Körper, seelisch-geistige und körperliche Funktionen normalisieren sich.

Bioenergetik bedeutet also, zunächst durch Arbeit am Körper die Folgen psychischer Störungen zu beseitigen. Dabei werden Frustrationen, Konflikte und andere ungünstige Einflüsse wieder bewußt und durch psychotherapeutische Arbeit endgültig überwunden. Diese ganzheitliche Behandlung hilft meist wesentlich schneller und nachhaltiger als die übliche Psychotherapie, die den Körper ausklammert.

Bioenergetik erlernt man in Einzel- oder Gruppensitzungen, die 1- bis 2mal wöchentlich durchgeführt werden (durchschnittlich etwa 1 Jahr lang). Wer die Technik lediglich nutzen will, um mehr innere Harmonie, Selbsterkenntnis, Selbst- und Körperbewußtsein, Selbstbeherrschung und Lebensqualität zu gewinnen, muß sich nicht unbedingt einer so langen Behandlung unterziehen; oft genügt es dann, die Grundtechniken in kurzen Workshops zu erlernen und danach regelmäßig zur Selbsthilfe einzusetzen.

Bioenergetik erlernen

Allerdings kann es auch beim selbständigen Training zu heftigen psychischen Reaktionen kommen. Das weist darauf hin, daß lange verdrängte psychische Inhalte wieder aktiviert werden. Da es sich meist um unangenehme bis schmerzliche Inhalte handelt, kann die freigesetzte Bioenergie zu heftigen Gefühlsausbrüchen führen, die oft nur mit fachlicher Hilfe zu bewältigen sind.

Heftige psychische Reaktionen

Dieses Risiko spricht jedoch nicht gegen bioenergetische Übungen, Verdrängung bedeutet ja immer nur eine Nothilfe. Die verdrängten Probleme und Konflikte schwelen weiter und können irgendwann unerwartet der Kontrolle entgleiten. Deshalb erscheint es zweckmäßiger, sie durch Bioenergetik unter kontrollierten Bedingungen rechtzeitig abzureagieren.

Bei Schlafstörungen und Nervosität bewährt sich Bioenergetik oft gut. Die Lösung der Muskelverspannungen begünstigt innere Ruhe und Schlaf, durch Verarbeitung der wieder bewußt gewordenen psychischen Inhalte werden die seelischen Ursachen von Schlafstörungen und Nervosität beseitigt. Allein schon die

Bei Schlafstörungen gut bewährt

körperlichen Übungen zur Lockerung verspannter Muskeln begünstigen innere Harmonie und besseren Schlaf.

Eutonie

geht davon aus, daß viele Bewegungsabläufe automatisch erfolgen, also nicht mehr bewußt sind. Das führt zum ungünstigen Muskeltonus (Dystonie) mit Verspannungen und Störungen des Energiestroms. Das

Ziel der Therapie

Ziel der Therapie besteht darin, den normalen Tonus (Eutonie) wieder herzustellen. Dann verschwinden die Verspannungen, die Lebensenergie zirkuliert ungehindert, man entspannt sich leichter und schläft besser.

Verschiedene Übungen

Die Eutonie besteht aus verschiedenen Übungen, die teils der Gymnastik ähneln. Oft verwendet man dazu auch Hilfsmittel, mit denen die Bewegungen noch bewußter gemacht werden, z. B. verschiedene Holzkonstruktionen als Übungshilfen. Auch entspannende Musik spielt bei der Eutonie eine Rolle.

Ähnelt der Bioenergetik

In ihrer Wirkung ähnelt die Technik der Bioenergetik. Allerdings ist Bewußtmachung und nachträgliche Verarbeitung verdrängter psychischer Inhalte in Form einer Psychotherapie nicht ausdrücklich vorgesehen. Bei Bedarf kann man Eutonie dadurch aber ergänzen.

Selbsthilfe

Die Methode erlernt man unter fachlicher Anleitung im Gruppenkurs. Sobald sie gut beherrscht wird, kann sie zur Selbsthilfe angewendet werden. Akute Schlafstörungen lassen sich dadurch oft rasch überwinden, chronisch behinderter Schlaf erfordert regelmäßig über längere Zeit Eutonie-Übungen, damit die Ursachen überwunden werden.

Bei Schlafproblemen übt man Eutonie hauptsächlich abends, damit die Entspannung den Schlaf begünstigt.

Rolfing

Ida Rolf

wurde von der Therapeutin *Ida Rolf* entwickelt, nach deren Auffassung nur eine „optimale Balance" die harmonischen Funktionen von Körper, Geist und Psyche gewährleistet. Störungen dieser natürlichen Balance, die sich häufig aus verdrängten psychischen Ursachen erklären, führen zu Muskelverspannungen und

Fehlhaltungen. Das Ziel der Therapie besteht darin, die Muskulatur wieder zu lockern und Fehlhaltungen zu korrigieren. Dazu werden aber nicht die Muskeln selbst (wie bei Massagen) behandelt, vielmehr arbeitet Rolfing am Bindegewebe. Indirekt wirken sich die Manipulationen auf die Muskulatur aus. Fehlhaltungen werden teils schon durch Entspannung der Muskulatur beseitigt, zum Teil bewußt korrigiert. Es dauert einige Zeit, bis der gesamte Körper durch die Therapie zur optimalen Balance zurückfindet. Sobald sie eingetreten ist, zirkuliert die Lebensenergie wieder ungestört. Das führt zu innerer Ruhe und Gelassenheit, bessert Schlafstörungen, Nervosität und psychosomatische Krankheiten, steigert den Antrieb, hebt die Stimmung und Lebensqualität. Zur Selbsthilfe kommt Rolfing allerdings nur begrenzt in Frage, insbesondere zur Korrektur der Haltung; sie muß ständig geübt werden, bis sie zur guten Gewohnheit wird.

Weitere Körpertherapien
können im Einzelfall gegen Schlafstörungen und Nervosität helfen. Nur der Therapeut vermag zu beurteilen, welche Technik individuell am besten geeignet ist. Die nachstehenden beiden Methoden sollen noch etwas genauer vorgestellt werden, weil sie häufiger mit gutem Erfolg angewendet werden.
Die *Alexander-Technik* wurde Ende des 19. Jahrhunderts von dem australischen Schauspieler *F. M. Alexander* entwickelt. Bei seinen Auftritten versagte ihm immer häufiger die Stimme, aber die Ärzte stellten keine Ursachen fest und konnten ihm nicht helfen. Um seinen Beruf nicht aufgeben zu müssen, forschte er durch sorgfältige Selbstbeobachtung nach den Gründen seines Stimmproblems. Dabei fiel ihm auf, daß er unbewußt dazu neigte, den Kopf falsch zu halten. Das wirkte indirekt auf den Kehlkopf, die Stimme versagte deshalb. Nachdem Alexander das erkannt hatte, korrigierte er bewußt seine Fehlhaltung, danach blieben die Stimmstörungen aus.
Auf der Basis der während seiner Selbstbeobachtung

Ziel der Therapie

Rolfing arbeitet am Bindegewebe

Längere Zeitdauer bis Erfolg

Schlafstörungen werden gebessert

Alexander-Technik

Universelle Lebens-energie

gewonnenen Erkenntnisse und Erfahrungen entwik-kelte Alexander seine Therapie, die ähnlich wie Bio-energetik von einer „universellen Lebensenergie" aus-geht. Der Fluß der Energie durch den Wirbelkanal wird bei Fehlhaltungen, die häufig mit durch seelisch-geistige Faktoren entstehen, erheblich behindert. Be-seitigt man durch konsequentes Training bewußt die Haltungsfehler, strömt die Energie wieder ungestört durch den Wirbelkanal, gleichzeitig werden die see-lisch-geistigen Störungen gebessert. Unter anderem bewährt sich die Haltungskorrektur nach Alexander bei Nervosität, Schlafstörungen und Depressionen.

Feldenkrais-Methode

Die *Feldenkrais-Methode* wurde um 1950 von dem russischen Physiker und Judolehrer *Mosche Felden-krais* begründet. Er ging davon aus, daß die Bewe-

Ausgangspunkt

gungsabläufe bereits in der Kindheit dem Gehirn ein-geprägt werden. Später bewegen wir uns nicht mehr ungezwungen, sondern werden durch die kindliche Prägung eingeschränkt. Das wirkt sich auch auf die seelisch-geistigen Fähigkeiten aus, die nicht mehr voll ausgeschöpft werden können.

Ziel der Therapie

Die Therapie versucht deshalb, die eingeprägten Be-wegungsabläufe durch neu erlernte zu verändern und zugleich aus den verfestigten seelisch-geistigen Bah-nen auszubrechen. Das gelingt zum Beispiel durch unerwartete Bewegungsabläufe, die noch nicht im Gehirn „vorprogrammiert" wurden. Teils führt man sie tatsächlich aus, zum Teil stellt man sich die Be-wegungen aber nur im Geist vor, um die eingefahre-nen Muster zu durchbrechen.

Gute Entspannung der Muskulatur

Mit der Feldenkrais-Methode erzielt man gute Ent-spannung der Muskulatur, die sich dem Nervensy-stem und Seelenleben mitteilt. Überdies werden see-lisch-geistige Funktionen (wie Kreativität) gefördert, psychische Probleme besser bewältigt und neue Lebensperspektiven erkannt. Selbst bei organischen Hirnschäden mit Bewegungsstörungen (etwa nach Unfall, Schlaganfall) gelingt es mit Hilfe dieser The-rapie nicht selten, neue Bewegungsabläufe einzuüben, damit die Betroffenen wieder selbständiger leben kön-nen.

Paradoxe Intention

Zum Abschluß soll noch eine Technik beschrieben werden, die auf den ersten Blick verblüffend erscheint: Man sehnt den Schlaf herbei und soll doch willentlich versuchen, so lang wie möglich wach zu bleiben. Aber was so paradox anmutet, läßt sich sinnvoll erklären und hat sich in der Praxis häufig bewährt, insbesondere zur Selbsthilfe bei Schlafstörungen.

Selbsthilfe bei Schlafstörungen

Bei der Autosuggestion (s. S. 136) wiesen wir bereits darauf hin, daß ihre Ziele nie willentlich angestrebt werden dürfen, sondern nur durch die Vorstellungskraft. Schaltet man den Willen ein, treten häufig erhebliche innere Widerstände gegen das Willensziel auf und be- oder verhindern es.

Anders gesagt: Je stärker Sie sich willentlich anstrengen, um ein Ziel zu erreichen, desto höher liegt das Risiko, daß Sie infolge wachsender innerer Widerstände scheitern. Dafür gibt es genügend praktische Beispiele aus dem Alltag:

Ziel der Therapie

• Wer zur Angst neigt, nimmt sich meist vor jeder möglicherweise beängstigenden Situation willentlich fest vor, keine Angst aufkommen zu lassen; meist tritt das Gegenteil ein, die Angst wird deutlich stärker.

• Wenn man zum Erröten neigt, kann man dieses Problem durch Willensanstrengung nicht verhindern, meist verstärkt der Willen das Erröten.

• Will man unbedingt einschlafen, erlebt man sehr häufig, daß man sich lange schlaflos im Bett wälzt; umgekehrt gelingt es oft nicht, willentlich wach zu bleiben, unmerklich gleitet man plötzlich in den Schlaf.

Der Wille wirkt also längst nicht so mächtig, wie man gemeinhin annimmt. Er kann sogar zum Scheitern von Absichten, Plänen und Zielen führen, wenn man ihn falsch einsetzt. Nur wenn Vorstellungen und Erwartungen mit dem Willen übereinstimmen, provoziert er keine inneren Widerstände, sondern trägt mit zum Erfolg bei. Diese Tatsache kann man auch umgekehrt (also paradox) nutzen, indem man genau das willent-

Der Wille wirkt nicht so mächtig, wie man annimmt

lich anstrebt, was man eigentlich überhaupt nicht wünscht. Wer zum Beispiel einschlafen möchte, nimmt sich mit aller Willenskraft das paradoxe Ziel vor: Ich halte die ganze Nacht die Augen offen und bleibe hellwach. Das darf man aber nur paradoxerweise wollen, nie in Form einer Autosuggestion einprägen, sonst erfüllt es sich wirklich.

Innere Widerstände

Die Willensanspannung provoziert innere Widerstände. Wenn man ganz intensiv die Augen die ganze Nacht geöffnet halten will, werden die Lider meist schon nach kurzer Zeit schwer und schließen sich von selbst, unwillkürlich sinkt man in den Schlaf. Ähnlich verhält es sich bei Angstzuständen, Erröten und anderen Vorgängen, die man zwar keinesfalls wünscht, durch Willensanstrengung aber scheinbar zu erzwingen sucht.

Grundsätzliche Anwendung

Grundsätzlich kann paradoxe Intention immer dann angewendet werden, wenn unerwünschte Reaktionen unwillkürlich auftreten, durch Verstand und Einsicht nicht kontrolliert werden können.

> Entscheidend für den Erfolg der paradoxen Intention ist die starke Willensanstrengung, die sich auf ein Ziel konzentriert, das man tatsächlich nicht will. Das wird anfangs nicht immer gelingen, aber im Lauf der Zeit gewinnt man genügend Erfahrung, um durch paradoxe Absichten genau das entgegengesetzte Ziel zu realisieren. Mit Autosuggestion durch Vorstellungen und Erwartungen hat das nichts zu tun, sie unterstehen nicht dem Willen.

Es darf nicht zu Fehlern kommen

Bei der paradoxen Intention darf es nicht zu Fehlern kommen, sonst verschlimmert sich der Zustand. Deshalb soll die Technik unter fachlicher Anleitung erlernt werden. Erst wenn man sie gut beherrscht, kann man sie zur Selbsthilfe verwenden.

Schlafstörungen

Akute Schlafstörungen lassen sich durch paradoxe Intentionen oft sofort beeinflussen. Bei chronisch behindertem Schlaf gelingt das meist nicht so schnell, hier muß man im allgemeinen einige Zeit üben, ehe die paradoxen Absichten wirken. Bei gelegentlichen

Schlafstörungen darf die Technik versuchsweise auch ohne fachliche Vorbereitung erprobt werden, von Mißerfolgen darf man sich dann aber nicht entmutigen lassen.

In erster Linie wirkt paradoxe Intention gegen Symptome, z. B. Nervosität und Schlafstörungen. Die Ursachen kann sie nicht unmittelbar beeinflussen. Es ist aber durchaus möglich, daß man mit der Technik allmählich mehr Abstand zu den Problemen gewinnt. Dann verlieren sie ihre Bedeutung, man wird ruhiger und entspannter. Vielleicht regen sich auch die seelisch-geistigen Selbstheilungsregulationen wieder und überwinden die Ursachen schließlich aus eigener Kraft.

Wirkt gegen Symptome

Mehr Abstand zu den Problemen finden

Register

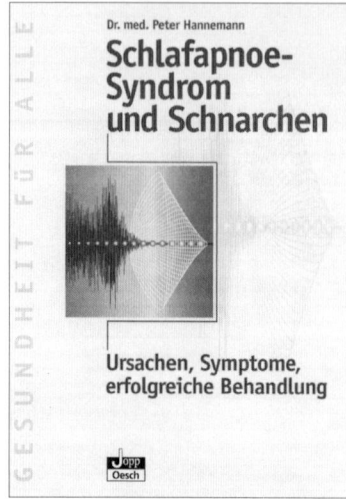

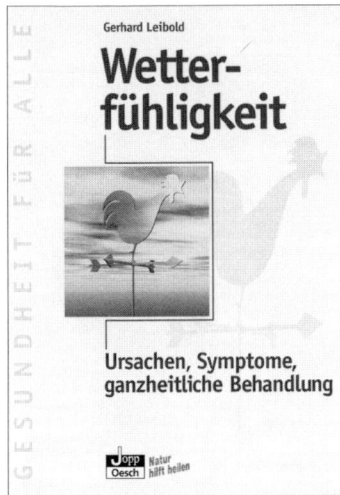

Gerhard Leibold

Wetterfühligkeit

Ursachen, Symptome, ganzheitliche Behandlung

149 Seiten
ISBN 3-89698-126-9

Das Leiden am Wetter: Herz-Kreislauf-Kranke und Rheumatiker bilden die Hauptrisikogruppe dieser »Volkskrankheit«. Gerhard Leibold geht die Behandlung ganzheitlich an. Um eine dauernde Linderung oder Heilung zu erzielen, bedarf es einer individuellen Diagnostik und gezielter Behandlung, zu der Betroffene selbst beitragen können und müssen.

Jopp Verlag bei Oesch

Jungholzstraße 28, 8050 Zürich
Telefax 0041-1/305 70 66
E-Mail: info@oeschverlag.ch
www.oeschverlag.ch

Bitte verlangen Sie unser Verlagsverzeichnis
»Natur hilft heilen« direkt beim Verlag. Postkarte genügt!

Alle Bücher von Jopp/Oesch erhalten Sie in Ihrer Buchhandlung